引爆全球抗老效應
政商名流、皇室名媛
矽谷高階專業經理人都在使用

Young Plasma
Therapy
幹細胞前導療程

抗老血漿置換術

異時共生

美國芝加哥大學醫學/化學雙博士
潘扶適 醫師 著

萬海航運總裁
陳清治 推薦

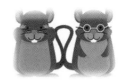

推薦序 1

　　很高興能推薦這本極富知識深度且能造福人群的書。

　　在一個偶然的機會下,透過朋友的介紹,認識了潘扶適醫師。潘醫師是美國芝加哥大學醫學與化學雙博士;是一位優秀的醫師,也是一名科學家,有 30 餘年的臨床開刀經驗,也在實驗室待了超過 40 年的時光。

　　當時潘醫師向我闡述「異時共生」的科學概念,包括歷史演進、生物機轉與現代做法,是如何達到對抗老化的目的,進而改善因老化所帶來的慢性病。由於抗老是我長期關注的議題,平時喜愛涉獵抗老領域的新知外,也是抗老醫學的實踐者,但這樣有憑有據的科學抗老方式,尤其是老少連體達到逆轉老化的實驗,是我前所未聞,也引起了我的高度興趣。

　　積極查找了國外許多相關的資料後再與潘醫師共同研究探討,逐漸的釐清了我的困惑;在親自體驗「異時共生」的科學療法後,讓我訝異的是,身體各方面的狀態也逐漸改善起來了。

　　本書最特別的是,幾乎所有的章節標題都是疑問句,這也是許多人在聽到「異時共生」時會詢問的問題。潘醫師把這些問題羅列起來,以問問題的方式來引領讀者們思考問題,並給予正確的答案,如果認真閱讀,就會像是一

位科學家面對科研問題時,一個問題接著一個問題,經過抽絲剝繭後,來尋求真相與答案。

在本書中提到,1912 年諾貝爾生理或醫學獎得主卡雷爾博士,他所做的老鼠連體動物實驗,是整個「異時共生」理論的關鍵。卡雷爾博士發現經過老少連體後的老鼠,老的老鼠會變年輕,而年輕的老鼠會變老,這是科學上少數肉眼可見的逆轉老化實驗。據此,本書闡述百年來各國科學家,研究如何透過年輕血液來達到年輕化目的的歷程。

本書最後提到了懷孕就是異時共生,是「異時共生」科學的鐵證,也是相當重要的統計知識。懷孕時胎兒與母體靠臍帶共連血液循環,是大小不對稱的異時共生,人口壽命的研究結果顯示,懷最後一胎時年齡為 45 歲的母親,相較於懷最後一胎時年齡為 35 歲的母親,前者活到 80 歲的機率會比後者高了 50%。

當我閱讀完本書,我真正了解到「異時共生」是一項科學而非醫學,科學本身是定律,醫學比較像是藝術,如同一杯咖啡,把它倒掉一些,再加一些清水,咖啡一定會變淡,這是定率也就是科學。「異時共生」是一項讓自己血液變年輕的科學技術,當血液變得年輕,身體老化狀況就可以逐漸獲得改善。

如果你熱衷研讀科學新知,或對抗老議題有興趣,想延緩老化、想要改善老化疾病的困擾,或是你對於這項科學技術有「真的嗎?」的想法,我真心的推薦大家詳讀本書,探詢老化問題的源頭及解決的方法,除了解答你的疑惑,還能幫助自己與家人,讓大家健康又長壽。

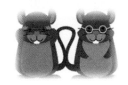

萬海航運總裁

陳清治

推薦序 2：看見與看不見的生命流動

　　我與潘醫師在大學時認識，他在化學理論與科學實驗上有優異的表現，到芝加哥大學完成物理化學博士與醫學博士，在美國工作多年後，將先進的美容外科技術引進台灣，並研發異時共生血漿置換療程。我則投入於心理輔導與教育，到臺師大任教後，研究與教學主要與促進學生學習與發展，以及從服務學習中培養公民素養有關，近三年來，基於推動大學社會責任計畫，與學務處主管、行政人員及相關領域專業教授，共同建構與實踐高齡者長健全方位系統模式。所謂長健是指高齡者在失能臥床前，維持健康活躍的狀態，也就是延長健康餘命，能擁有良好的生活品質。

　　雖然潘醫師與我在不同領域發展，卻相隔 40 多年後，發現在「抗老」的主題上，有許多可以合作的地方。從潘醫師的抗老模式中得知，當個體修復力小於破壞力時，會產生老化的狀態，以至於身體會有慢性發炎或生病的效應，也因為血液長期累積毒素，致使細胞缺乏活力或無法發揮應有的功能。我們想要逆轉老化的狀況，就需要加強修復力，而加強修復力的方法，有一部分是與生活型態有關，例如營養、運動、壓力調適等，這些是我們目前在社區推動促進高齡者身心健康的各項方案有關，希望透過結

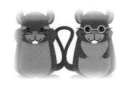

合專業的課程規劃，讓高齡者有機會接觸多元的刺激，也有適當的運動，並能結交朋友，從認知、體能與情緒上都有所成長。然而這些方法，需要持續的學習與投入，在成效的評量上，尚未能有足夠的科學證據，有研究探討高齡者參加體適能活動，在部分肌力的功能性測量中有顯著增加，其他也有運用問卷測量高齡者主觀的自我評估，在健康生活習慣與社交方面也有增進，但是對於高齡者如何能從生理上逆轉老化，仍需要更多的研究投入。

對於健康檢查已有警訊，或是亞健康甚至已衰弱的高齡者，要加強修復力，除了有機會接觸上述社區的資源外，更需要審慎面對自己身體內部的變化，透過血液的檢測，了解毒素累積的狀況，以及需要補充的細胞因子，也許透過適當的療程，可以從根本解決老化帶來的衰弱或是疾病。潘醫師研發血漿置換療程，已有上千名個案受惠，但是一般社會大眾仍未能了解此療程的發展脈絡、理念與成效，因此，潘醫師在每天超過 12 小時的忙碌工作之餘，將多年來蒐集的演講、科學研究文獻與個案資料，仔細整理撰寫。他基於嚴謹甚至有些要求完美的個性，不斷重新檢視、補充與修改，現在終於可以出書了，我由衷地感到喜悅，因為台灣已進入高齡社會，面臨老化問題的人會越來越多，如能透過這本書，讓更多人了解在老化產生更嚴重的疾病前，先活化自己體內的血液與細胞因子，讓身體修復力大於破壞力，即使年齡增長仍能保持年輕活力與良好的生活品質，我們的社會也可以減少負擔過多醫療資源投入失能臥床的長照需求上，期許大家一起為健康與幸福

努力！

臺灣師範大學教授

劉若蘭 謹上

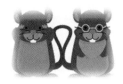

作者序

　　青春之泉，百年解密；人類青春永駐與長生不老的夢想，即將成真！

　　早在 100 多年前，科學家在動物實驗中就已經驗證了利用「異時共生」來逆轉老化的方法，可惜它在人體臨床上並不可行。

　　經過多年努力，在現代科技的輔助及跨國研究團隊無私的奉獻下，我們終於成功解開異時共生的作用機轉，並在臨床上得到老化器官功能重新恢復年輕的證據；人類的回春及長壽夢想，有機會成真。

　　什麼是「異時共生」？

　　簡單來說，就是藉由年輕機體的有益物質（如：血液、幹細胞、組織萃取物等），來使老化機體恢復年輕的技術。

　　我在美國芝加哥大學的前輩：亞歷克西・卡雷爾博士（Dr. Alexis Carrel），在 1906 年做了一個非常有趣的動物實驗。他用高超的技巧將一隻年輕老鼠與一隻老的老鼠的動脈與靜脈連接在一起；幾個禮拜以後，發現老老鼠的器官變年輕了，而年輕老鼠的器官卻變老了！

　　這是人類歷史上第一次，也是至今唯一可以直接看見逆轉老化的實驗！

然而，將兩個人的血管連在一起幾週，在臨床上實在不切實際，所以這個技術也沒有任何經濟價值。

卡雷爾博士在 1912 年獲得諾貝爾獎後，隨即在紐約的洛克菲勒大學做了一項「體外」異時共生的實驗。

這次他將一隻胚胎雞的心臟取出放在培養液中，並定期的更換年輕胚胎做成的培養液，這顆胚胎雞的心臟組織在體外存活長達 32 年的時間。一直到 1944 年卡雷爾博士過世時，這顆雞的心臟組織還存活著，比雞的正常壽命要長許多。

據此，卡雷爾博士提出了著名的【細胞是永生】理論。他認為，只有浸泡細胞的培養液會老化；如果隔一段時間給細胞置換一些新鮮的培養液，生命脈動就可以永遠持續。

可惜的是，卡雷爾博士在有生之年，未能將細胞永生技術應用在人體上；跟他的異時共生實驗一樣，都因為不能臨床而逐漸為人所淡忘。

千禧年以後，為了解決人口老化所造成的各種問題，世界各國的科學家與醫師無不積極的投入各項對抗老化及老化疾病治療的研究，包括：幹細胞移植、組織工程、基因治療等技術，如雨後春筍般地一一浮上檯面。

身為芝加哥大學的化學博士及醫學博士及擁有 20 年拉皮手術經驗的整形外科醫師；我從近 2000 例的拉皮手術中觀察到「拉了半天皮，還是一塊老皮」的不協調現象；深深體會傳統美容手術的不足以及再生醫學和抗老化醫學的重要性，就毅然決然地投入相關的研發。

我先到台灣工研院接受幹細胞培養的訓練，然後從

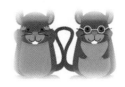

2003 年起，在台灣台北及馬來西亞檳城設立脂肪幹細胞實驗室，希望協助醫師找到對抗皮膚以及其他器官老化的方法。

往後 10 年，我們的客戶針對皮膚老化，毛囊萎縮，關節軟骨退化等，進行了數千例的治療；他們的反應，顯示：幹細胞局部移植的治療效果都不錯；但是幹細胞靜脈回輸在全身抗老化的效果，卻不甚明確！

這個現象令人苦思不得其解！

直到 2012 年，我到北京參加芝加哥大學舉辦的全球創業比賽，在參觀芝大諾貝爾獎校友牆的時候，在卡雷爾博士相片的正前方，得到啟發；突然想到：既然人體 40 兆個細胞的補給及新陳代謝，都是靠 3000 毫升的血漿來維持；而根據卡雷爾博士的【細胞是永生】理論及實驗，定期給細胞置換新鮮的培養液，生命脈動就可以永遠持續。

於是大膽作出「在人體內，細胞的培養液就是血漿；定期更換年輕的血漿，可以讓年老體內的細胞永遠保持年輕，避免老化」的假設。

由於：年輕人的血漿取得不易，而且有排斥及感染的風險；牛羊馬鹿等動物的血液，雖然取得容易，但同樣有排斥的風險，還可能感染致命的 Prion 疾病（如：狂牛症、鹿屍症等）；開發新藥又是遙不可及的事情；最後，決定採取跟全靜脈營養點滴及美白針同樣的策略，亦即：利用市面上已經核可的針劑，開發複方，來調理老化血漿，讓它恢復年輕狀態！

為了開發配方，我們從各地收集不同年齡的血漿檢查

報告，並加以分析比對，發現：青春期的年輕血清相較於成年人的血清，含有最多有利於細胞生長的激素與生長因子。

此外，我們與美國加州史丹佛大學和柏克萊大學的兩組科學家不謀而合，同時發現年老的血漿中，除了缺乏細胞繁殖必要的激素與細胞因子以外，其實含有許多對細胞有害的物質（如：異化蛋白質，癌化細胞，重金屬等）；不但會造成細胞凋亡，而且會抑制正常器官的功能。

最重要的是，年老血液對器官所產生的抑制效應，竟然遠遠超過年輕血液對器官所能產生的活化效益。

「老血有毒」的現象，為「經由靜脈回輸幹細胞的抗老化實驗大多都以失敗收場」的現象，提供了答案！

將實驗室培養出來的幹細胞，透過靜脈輸入病患有毒的血漿中，等於叫幹細胞出自殺任務，幾乎不可能存活；就算有極少數幸運存活下來，也會進入休眠狀態，無法發揮作用。原來幹細胞移植成功的重點除了優質幹細胞以外，還要適合幹細胞生長的體內環境，也就是年輕健康而且無毒的血漿！

根據多年來收集的檢驗數據與統計分析資料，我們以我於 1992 年在芝加哥大學參與開發的 MIRA® PROCEDURE 再生醫學療程為基礎，按照分析及物理化學的原理加以改良，重新規劃了可以模擬連體異時共生的臨床血漿置換療程，簡稱：MIRA® 異時共生血漿療法。

這一套根據異時共生原理所開發出來的血漿再生醫學療程分為三個步驟：老化血漿淨化、休眠細胞激活及幹細

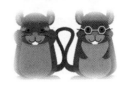

胞移植（非必要）。

　　老化血漿淨化以一支靜脈軟針進行，由醫師按照病患的狀況選擇適當的方法，將老血裡面毒害細胞的物質，排到體外。

　　休眠細胞激活則是受卡雷爾博士【細胞永生】培養液的啟發；以幹細胞培養液的配方為基礎，依據青春期血液中各項有利細胞生長物質的濃度及比例，以政府核可的生物製劑及藥品調配出營養點滴；來喚醒器官裡面休眠的細胞，讓它恢復活力，修復老化組織。

　　完成這兩個步驟，含有毒害細胞物質的老血，就被調回到適合細胞生存的年輕狀態；如果接著進行幹細胞移植（非必要），植入細胞的存活率可以增加許多。換言之，有別於目前幹細胞或其他細胞治療採用大量細胞的「人海戰術」；如果以 MIRA® 異時共生血漿療法作為幹細胞移植前的「前導療程」，少量幹細胞就能得到明顯的抗老效果，客戶也得以省下大筆的費用。

　　2018 年以來，已經有近千名的患者，因為想要抓住青春或改善慢性疾病等原因，選擇接受 MIRA® 異時共生血漿療法；結果顯示，患者的體能、膚質、老花眼、性功能等問題，皆能得到有效的改善；在老化相關慢性疾病，如：糖尿、失智等的治療上，也能得到不錯的結果。

　　至於癌症患者，這套療程則可以被用來加速恢復患者因為切除手術，化療和放療而受損的體能和免疫系統，並藉此降低癌症復發及轉移的機率。

　　展望未來，老化將是世界各國所需要共同面對的棘手

問題。除了將 MIRA®異時共生血漿療法應用在一般抗老化上，我們也會針對客戶身上的退化性疾病，如：心血管疾病、肺纖維化、失智症、肝硬化、腎衰竭、關節炎等，推出更精準的解決方案；希望能夠造福更多人群，幫助人類青春永駐與長生不老的夢想，早日實現。

最後，我希望藉由本書，讓對抗老醫學真正有興趣的讀者，從書中所闡述的生物化學原理及醫學歷史中，來對「異時共生」這個逆轉老化技術及其臨床應用做更深入的了解。

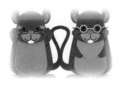

目 錄

推薦序 1 5

推薦序 2：看見與看不見的生命流動 8

作者序 11

1.為什麼要抗衰老？ 19

2.如何健康活到 100 歲？ 27

3.如何逆轉老化？ 32

4.幹細胞是什麼？ 41

5.如何提升幹細胞的修復力？ 44

6.幹細胞療法的效果好不好？ 52

7.卡雷爾博士是誰？ 59

8.異時共生是什麼？ 61

9.胎盤素是什麼？ 68

10.異時共生如何重獲重視？ 71

11.逆轉老化的成分在血中哪裡？ 74

12.卡雷爾有沒有傳人？ 78

13.潘扶適醫師是誰？ 80

14.認祖歸宗？ 85

15.異時共生的另外可能？ 91

16.異時共生療程怎麼做？ 95

17. 如何排毒？ 101

18. 年輕血中對幹細胞有益的蛋白質哪裡來？ 108

19. 年輕血漿又要從哪裡來呢？ 110

20. 為什麼 Ambrosia 的療程沒效？ 114

21. 金邊血清為什麼不可行？ 119

22. 人造血清呢？ 120

23. 幹細胞抗衰老為什麼沒效？ 127

24. 為什麼幹細胞移植沒效，還要移植它？ 131

25. 幹細胞要植入多少最有效？ 135

26. 自噬反應是什麼？ 136

27. 老化醫學的全貌像什麼？ 143

28. 異時共生科學嗎？ 149

29. 異時共生臨床了嗎？ 151

30. 異時共生有案例嗎？ 154

31. 異時共生有臨床研究論文嗎？ 186

32. AMBAR 影響？ 199

33. 異時共生需要移植幹細胞？有效嗎？ 200

34. 潘扶適醫師的三段式臨床異時共生 203

35. 真的嗎？科學進展三部曲 208

36. 懷孕就是異時共生 210

37. 多元化異時共生逆轉老化的未來 214

38. 參考文獻 216

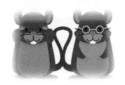

1.為什麼要抗衰老？

　　古往今來不分地區，長生不老，青春永駐都是人類長久以來的夢想。令人意外的是，儘管西方醫學在近百年來突飛猛進，直到二十世紀的末期，抗衰老醫學才逐漸受主流醫學界的重視。

　　這個令人疑惑現象的主要原因是 200 年前（西元1820 年左右），人類的平均壽命只有 40 歲，也就是不知老之將至就已經死亡的狀況，所以無法體驗也無法瞭解人類社會平均年齡超過 40 歲時所發生的問題。

　　由於西方醫療的啟蒙，到 1920 年左右，美國的平均壽命延長到 55 歲；然後，由於醫療科技發展加速，在最近的一百年之間，已開發國家人民的平均壽命又延長了 25歲，達到現在大約 80 歲的狀態。[1]

　　如果人類的平均壽命繼續如此快速成長，許多科學家推測將會在下一個一百年延長 35 歲，達到 115 歲的狀態；更有人認為人類最後可以達到平均壽命為 150 歲的狀態。然而事實並非如此！

　　我們首先來檢視美國八十年來實際死亡年齡的分佈圖

---

[1]我國內政部公佈，2019 年國人平均壽命為 80.9 歲，其中男性 77.7 歲、女性 84.2 歲。相較於 10 年前，平均壽命為 79 歲，其中男性 76 歲、女性 82 歲。也可以看出穩定成長的趨勢。

【圖 001】。這張圖的橫軸是年齡從零到 120 歲，縱軸代表
的是每年死亡的人數。左邊線代表的是 1933 年的死亡年
齡分佈圖，右邊代表的是 2014 年的死亡年齡分佈圖。

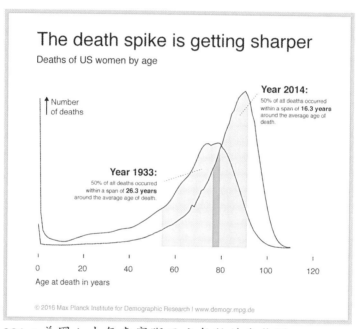

圖 001：美國八十年來實際死亡年齡的分佈圖。
由此圖可以得知，人類壽命過去一百年來的延長並不全然
是壽命或健康的延長，而是歸根於新生兒死亡率的降低。
人類年齡從趨勢來看，可能會達到 90 到 100 歲的區間，
而非不斷地延長到 150 歲。
圖片來源: demogr.mpg.de

　　由 1933 年美國的死亡人數與年齡的關係，我們可以

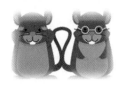

看到大多數的死亡人數發生在出生的時候，然後快速下降；再從 20 歲開始增加，在 60 歲到 90 歲之間達到高峰。而 2014 年的分佈圖可以看到出生嬰兒的死亡數目大幅的降低，然後在 42 歲時開始增加，在 70 歲到 95 歲達到高峰。

由這張死亡人數及年齡的分佈圖可以得知，人類壽命（至少美國人）過去一百年來的延長並不全然是壽命或健康的延長。1933 年死亡年齡的高峰發生在 75 歲左右，2014 年發生在 90 歲左右，80 年來死亡的高峰年齡，只有相差 15 歲左右。但是如果從平均壽命來看，卻從 55 歲成長到 80 歲，也就是相差 25 歲，由此可見大約一半以上平均壽命的延長，是歸根於新生兒死亡率的降低。

換言之，過去 80 年來平均年齡的延長有 40%是來自於新生兒死亡率降低。

分佈圖還有一個有趣的現象，那就是 1930 年代和 2014 年的美國最長壽者的年齡（最大壽命，Maximal Life Span）都是 110 歲，幾乎沒有任何的延長。大自然好似對人類壽命立下了一個 110 歲的門檻一般；未來除非透過類似基因改造的極端生物科技，這個障礙將不會被突破！

人類的年齡從趨勢來看，最可能達到的平均年齡是 90 到 100 歲區間，而不是不斷地延長到 150 歲。

我們該為生命延長而開心嗎？

關於疾病跟年齡的關係，由世界衛生組織（World Health Organization, WHO）的統計資料來看，100 年前人類死亡的原因或疾病的種類，與現在有相當的不同。

　　一百年以前，人類死亡的原因除了新生兒的死亡率以外，大部分是外傷及感染；由於輸血技術（1828 年），麻醉醫學（1848 年），和抗生素（1928 年）的發明，使得感染與外傷的死亡率大幅下降，也讓人類的平均壽命大幅延長。然而由於平均壽命的延長，一些過去少見的疾病也逐漸地浮出檯面。

　　以更年期之後常見的骨質疏鬆症（Osteoporosis）為例，假設更年期的平均年齡是 50 歲，而更年期 10 年之後（也就是 60 歲的時候）會產生骨質疏鬆症；在平均壽命小於 50 歲的時候，大部分女性在更年期之前就已經死亡，所以更年期造成的骨質疏鬆症幾乎是前所未聞。等到女性平均年齡在 50 歲到 60 歲中間的時候，大多數的女性在死亡之前就會受到更年期的影響，然而那時更年期造成的骨質疏鬆症還不會發生，自然也就不會有太多骨質疏鬆症的患者。等到平均壽命大於 60 歲的時候，大部分的女性就會受到骨質疏鬆症的影響，遭遇跌倒後骨頭碎裂的頻率就會快速提高，骨質疏鬆症也自然成為大眾關注的健康問題。

　　再以第二型成人糖尿病（Type 2 Diabetes）為例【圖002】，第二型糖尿病的罹患率大約從 50 歲開始上升，跟糖尿病有關的心血管疾病的死亡率，則是從 60 歲（罹患糖尿病 10 年以後）快速成長。腦神經退化疾病罹患率，不管是阿茲海默症（Alzheimer's Disease）或巴金森氏症（Parkinson's Disease）也會從 70 歲以後快速地成長。

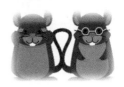

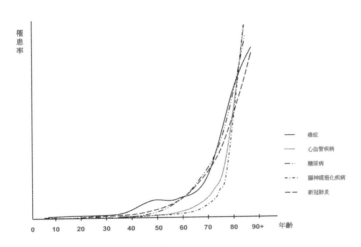

圖 002：罹患疾病的機率圖。

罹患疾病的機率大約從 50~60 歲開始上升。由於人類平均
壽命的增長，這些在 50 歲以後才會產生的疾病就逐漸地
取代了以往常見的問題，成為主要的死亡原因。

　　大多數人害怕的癌症當然也不例外，各種癌症的死亡
率從 55 歲以後同樣的呈現快速增長的狀態。就連 2019 年
的新冠肺炎的所造成的死亡率也是從 55 歲左右快速的增
加。

　　這些疾病在 100 年前都不是造成死亡的主要原因；但
是，由於人類平均壽命的增長，這些在 50 歲以後才會產
生的疾病，就逐漸地取代以往常見的問題，成為主要的死
亡原因。

　　目前，美國常見的十個死因中，除了事故傷害及自殺
之外，其他如：心臟疾病，惡性腫瘤、慢性呼吸道疾病，

中風，阿茲海默症、糖尿病，腎炎腎病症候群及腎臟病變等的罹患率，都不約而同地隨著年齡的增長而快速增加。[2]

老人被診斷慢性病的比率相當高，大於 65 歲的美國老人中有 92%的人有一種慢性疾病，77%以上的人有兩種以上的慢性疾病。心臟病，中風，癌症及糖尿病等老人容易獲得的慢性疾病，直接造成大約三分之二的死亡。[3]

這些老人疾病不僅讓大多數人在人生最後的 10%到 20%的時間都在生病受罪，也成為社會經濟上相當大的負擔；除了生病的老人，也擴大影響到他們的家人以及整個社會。

總之，過去 200 年來，人類的壽命雖然不斷地延長，但是由於年老伴隨著許多慢性病，我們達到的並非長生不老，而是長生長老的現象。也就是一個平均餘命（Average Life Span）增加，但是不健康餘命（Un-healthy Life Span）也同時增加的矛盾狀態【圖 003】。所以平均壽命增加，並不代表健康與幸福增加，伴隨長生不老，其實更可能的是長生長病，活得越久，衰老、失能或臥床更久。

---

[2]依台灣衛生福利部統計處公佈資料顯示，2019 年十大死因依序為(1)惡性腫瘤(癌症)(2)心臟疾病(3)肺炎(4)腦血管疾病(5)糖尿病(6)事故傷害(7)慢性下呼吸道疾病(8)高血壓性疾病(9)腎炎腎病症候群及腎病變(10)慢性肝病及肝硬化。就年齡別觀察，1 至 24 歲死亡人口以事故傷害居死因首位；25 至 44 歲以癌症與自殺居前二位；45 歲以上則以慢性疾病之癌症與心臟疾病居死因前二位。

[3]依衛生福利部統計報告，2017 年我國 65 歲以上高齡者自述患有慢性疾病比率為 64.9%，且隨年齡增長而增加。癌症及心臟疾病已位居高齡者死因前 2 名，而肺炎、慢性下呼吸道疾病及高血壓性疾病隨年齡增長，風險增高。

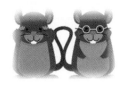

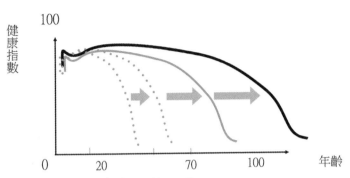

圖 003：健康指數與年齡對比圖。

過去 200 年來，人類的壽命不斷延長，但由於年老伴隨著許多的慢性病，造成一個平均餘命增加，但是健康餘命反而減少的矛盾狀態。

　　因此，未來醫學的重點，不應該再是利用極端的科技，例如：呼吸器、葉克膜（ECMO，Extra-Corporeal Membrane Oxygenation）等輔助裝置來延長不健康的餘命；反而應該善加利用預防醫學與再生醫學的科技來延長健康的餘命（Healthy Life Span），才能增進人類全體的福祉【圖 004】。

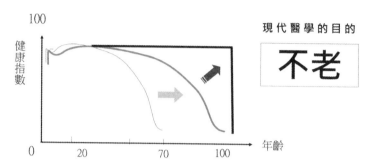

圖 004：長生不老的意義。

未來醫學的重點不再是利用極端的科技來延長不健康的餘
命，應該善加利用預防醫學與再生醫學的科技來延長健康
的餘命，才能增進及延長人類的福祉。

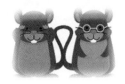

2.如何健康活到 100 歲？

想要健康活到 100 歲的第一步，就是要認清【老】（Age）與【老化】（Aging）的不同。

【老】是一個測量時間的單位。它測量的是一個人從出生到現在的時間長度。【老】只是一個數字，也就是一個身份證上的年齡，和健康狀態沒有直接的關係。

【老化】則是一個測量身體功能的單位。它測量的是一個人的內在（包括：生理，心理）及外表的狀態。

一個年齡不大的人，可能由於遺傳的關係（如：早老症 Progeria）或是後天環境造成的影響，使他的身體老化的很快；也就是說，他的身份證年齡可能還很年輕，但是生理年齡可能老化了。

同樣的，一個人如果很重視身體健康，有良好的生活習慣，他的身份證年齡可能很老，但是生理還是很年輕健康。

所以說一個人的身份證年齡與生理年齡其實不一定相同。

不只是生理年齡，人類的外表年齡也是一樣，如果一個人從年輕的時候好好保養自己臉部的皮膚，即使到身份證年齡很老時，他或她的外表年齡仍可以顯得非常年輕，也就是所謂的凍齡或是美魔女（Agerasia）。但如果一個人

不知道保養自己的皮膚，整天日曬雨淋，沒有好好地防曬
保濕，那麼即使他的身分證年齡很年輕，外表卻可能已經
老態龍鍾。

至於心理層面也不例外，有些人倚老賣老，停止學習，
雖然年輕就心態蒼老；但有一些人在身份證年齡很大的時
候，還是能夠保有赤子之心，以陽光的心態不斷地學習；
就能永遠保有年輕的心理狀態。[4]

綜觀以上的討論，我們應該將探討的重心由健康指數
和平均年齡的關係，改變為探討老化與老的關係。

【老】不是造成疾病的主因，【老化】才是造成疾病的
主因。如果想要健康快樂的度過一生，不想在後半輩子都
在生病受罪，就應該努力避免老化。[5]

如果探討老化與老的關係【圖 005】（圖中橫軸代表的
是年齡，縱軸是老化的程度）可以看到，現代人的健康狀
態一般可以維持到 50 歲左右；之後，老化的現象就會開
始浮現，而且惡化的程度會越來越快速，身體健康的狀態
也會隨之慢慢的惡化；等到老化到了一定的程度（如圖中

---

[4] 人類認知功能包括知覺、學習、記憶、推理、問題解決與語言表達等
能力，年齡越大，認知功能下降的可能性越高，發生神經退化性疾病
的機率也越高，因此，安排認知刺激活動，藉由刺激神經元之間聯結，
增加神經可塑性，進而改善認知衰退，如：注意力、記憶力、知覺速
度、視覺空間等能力，對高齡者的健康會有幫助。

[5] 在情緒方面，有些人到老年時，除了身體功能退化、對外社會活動減
少外，產生較多失落感、孤寂感、空虛感、衰老感等負面情緒，如無
法獲得調適與解決，長期下來也會影響生理健康。正向心理學重視心
理正向品質與積極的經驗，藉著提升人們的正向特質以追求快活的、
美好的、有意義的人生。

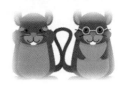

虛線所示的亞健康上限以上），身體就進入疾病的階段；往後的生命就是所謂的不健康餘命。

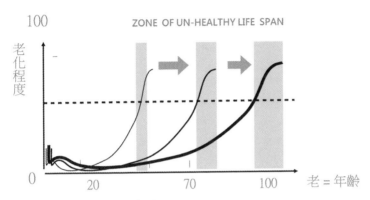

圖 005：老化與年齡的關係。
灰色區塊代表生病後至死亡的時間，隨著平均壽命的增加，生病至死亡的時間也隨之增加，但卻非增加健康餘命。

　　我們也可以用老化的速度來檢視老化的問題。住在同一地區的人，如果基因沒有重大缺陷，也沒有特殊不良生活習慣或遭受意外的話，大多會以類似的速度逐漸老化，我們稱為「平均老化」。

　　但是在同樣生活習慣下，由於遺傳基因的不同，有的人會老化得比一般人慢，這就是所謂的天生麗質，也有人的內在或外表都會老得比別人快，就是所謂的加速老化或是未老先衰【圖 006】。

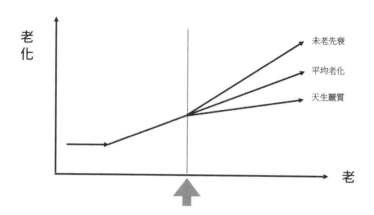

圖 006：老化速度差異比較。

在同樣生活習慣下，有人老化得比一般人慢，就是所謂的
天生麗質，也有人內在或外表都會老得比別人快，也就是
所謂的加速老化或是未老先衰。

　　抗衰老醫學的目的就是利用各種後天的方法和先進的
科技來延緩老化，停止老化，甚至於達到逆轉老化的目標
【圖 007】。讓每個人都能夠延長他的健康餘命和青春顏值
（Youthful Appearance），享受健康，快樂，美麗的幸福人
生一直到生命的最後一刻。

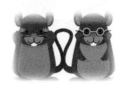

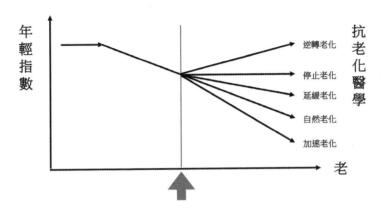

圖 007：抗老化醫學與逆轉老化。

抗衰老醫學的目的是利用各種後天的方法來延緩老化，停止老化，甚至利用回春醫學達到逆轉老化的目標。

3.如何逆轉老化？

　　就像個人是國家及社會最小的組成單位一樣，細胞（Cell）是人體最小的組成單位。

　　由大而小，人體（Human Body）是由器官（Organ）所組成，各個器官又是由不同的組織（Tissue）所形成，而組織則是由細胞所組成；所以人體最小生命單位叫做細胞。

　　細胞由細胞膜（Cell Membrane）區分內外；細胞膜之外是沒有生命的環境，細胞膜以內則含有細胞核（Nuclei），細胞質（Cytoplasma）及負責細胞運作的各種細胞器（Organelles），如：高爾基體（Golgi Body），粒腺體（Mitochondria），內質網（Endoplasmic Reticulum）等。

　　如果一個人的細胞器老化了，細胞就會老化，細胞老化後，它所組成的組織和器官也會老化【圖008】。等到器官所組成的系統（System）老化之後，人體的功能也會老化，各種與老化有關的退化性疾病就會開始發生。

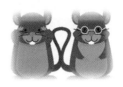

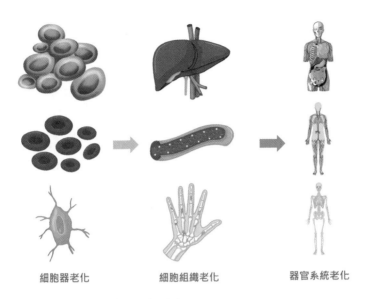

細胞器老化　　　　細胞組織老化　　　　器官系統老化

圖 008：細胞器與老化的關係。
人老了，細胞就會老化，組成的組織和器官也會老化。等
到器官所組成的系統老化後，人體的功能也會老化，開始
產生各種與老化有關的退化性疾病。

　　依照功能來分類的話人體有十個主要系統，即：心血
管系統，呼吸系統，腎臟系統，腸胃系統，內分泌系統，
神經系統，營養系統，免疫系統，血液系統和肌肉骨骼系
統；一般而言，如果三個或三個以上的系統因為老化而喪
失正常功能，人體就接近死亡的邊緣。
　　所以，從微觀的角度來看，逆轉老化的首要任務就是
逆轉細胞老化。要逆轉細胞的老化，最簡單的方法就是避
免細胞器老化。

　　從宏觀的角度來看，人體健康狀態則是由破壞力及修復力來維持一個平衡的狀態。

　　假設一個人的生活習慣及壓力不變，也就是破壞力維持在一定的狀態下，那麼一個人健康與否，是由修復力來決定。如果修復力大於破壞力的話，當組織受到外來或內在因素造成傷害時，可以很快地被修復，也不會留下任何後遺症，這就是年輕的狀態（State of Youthfulness）【圖009】。反之，如果一個人的修復力小於他所承受的破壞力，那麼受到破壞的組織就無法即時地被修復，也因而無可避免的留下後遺症，這就是老化的狀態（State of Aging）【圖010】。

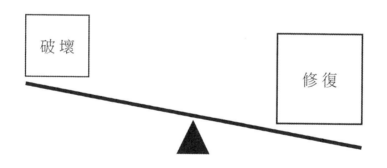

破壞 ＜ 修復 ＝ 年輕

圖 009：修復大於破壞。
人體健康狀態是由破壞力及修復力來維持的。如果修復力大於破壞力，就是年輕的狀態。

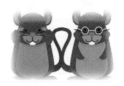

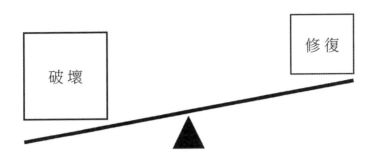

破壞 ＞ 修復 ＝ 老化

圖 010：破壞大於修復。

人體健康狀態是由破壞力及修復力來維持的。如果破壞力大於修復力，就是老化的狀態。

　　抗衰老（Anti-aging）就是減少破壞及加強修復【圖 011】。

　　減少破壞力的方法很多，包括：健康的飲食（例如：避免高糖或高脂肪的食物，多吃健康食物，少吃食品），減少環境的污染（如：避免 PM 2.5，香煙的尼古丁與焦油，或者過於強烈的電磁波），還有調適壓力（如：正面思考，減少不必要煩惱等）等，都能減少破壞力。

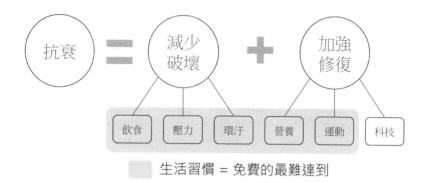

圖 011：減少破壞與加強修復。

由圖 011 可以看出，減少破壞力的方法包括健康飲食，減少環境污染，調適壓力。加強修復力的方法包括充足營養及適度的運動。以上 5 種方法都與個人生活習慣有關，改變習慣難以落實。

　　加強修復力的方法最主要的方法是充足的營養及適度的運動。沒有充足的營養就像缺乏原料，身體的修復功能無法被激活。同時，要修復身體被破壞的組織，需要利用循環系統輸送營養到受傷的地點，運動能夠增加血液循環，所以運動有助於提升人體的修復力。

　　飲食，壓力，污染，營養，運動都與個人的生活習慣有關，可以稱之為生活抗老療法（Life Style Anti-aging）。

　　這些方法雖然不複雜，但是要在短時間內改變一個人幾十年來所養成的習慣並不是一個簡單的事情，不論是戒煙，戒酒，或改變熬夜或飲食的習慣都不容易落實；所以才會需要世界各國的科學家和醫生研發逆轉老化的科技，

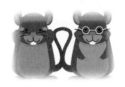

讓社會大眾能夠透過治療，從目前長生長老化的現況，達到健康活到 100 歲的目標。

抗衰老其實就是任何可以增強修復力的方式。由於社會大眾對於抗衰的注意，近年來有無數的科技公司及醫院聚焦在發展有效的抗衰老技術，抗衰老醫學也進入百花爭鳴的戰國時代；由於被提出來的抗衰老方法實在太多，令人眼花撩亂，以至不知所從。

據此，在科學界執牛耳的英國自然期刊（Nature）在 2015 年特別發行專刊，探討抗衰老醫學的發展狀況，並從中篩選出比較具有潛力的抗衰老技術，希望讓從事相關工作的醫師和科學家，在規劃抗衰老療程或籌備研究計劃的時候能夠有所依據。

自然期刊抗老技術名單的首選是熱量限制（Calories Restriction），也就是俗稱的辟（讀音為避）穀或斷食療法（Fasting）。

因為動物實驗室的研究發現，不管大小，哺乳類動物如果能夠減少攝取 30%的卡路里，牠們的壽命就可以延長大概 25%。雖然沒有大規模的人體臨床實驗可以作為佐證，但是這個方法以及最近相當普遍的間歇性斷食（Intermitten Fasting），由於擁有明確的分子機轉，被科學家公認為是可以有效逆轉老化的方式。

排名第二的方法是名為白黎蘆醇（Resveratrol）的健康食品，它是紅酒裡面的一個成份，在實驗室進行小動物實驗的時候，被證實可以透過控制細胞自噬（Autophagy）反應的雷帕黴素靶蛋白（mammalian Target Of Rapamycin, mTOR）路徑來延長動物的壽命。

　　排名第三的是雷帕黴素（Rapamycin），這個抗生素雖然和白黎蘆醇同樣地可以延長實驗室動物的生命，但是因為它有抑制人體免疫反應的嚴重副作用，所以在人體臨床使用上還有許多的顧忌。

　　排名第四的為端粒酶（Telomerase）酵素。

　　每個細胞的 DNA 末端都有一個叫做端粒體（Telomere）的核苷酸（Nucleotide）序列，這個序列具有重複的特色；由於細胞每次分裂的時候這個序列都會變短，所以這個序列越長的話，代表細胞分裂的次數越少，細胞也就越年輕；反之則代表細胞的分裂次數很多，老化的問題越嚴重。

　　端粒體是細胞科學家用來量測細胞年齡的工具。端粒酶是一種 RNA 和蛋白質組成的複合體，它的功能就是延長端粒體的長度。由於它只是藉由生物化學反應的方法來延長端粒體的長度，並沒有實際延長生物壽命的證據，所以大多數的科學家認為這種改變只是一種表像，並不是一種真正延長細胞生命的方法；就好比拿一隻筆修改一個人身分證上的出生年月日，來讓他的身分證年齡變年輕，而不是真正讓一個人的內在或外表恢復到年輕狀態。

　　排名第五的幹細胞（Stem Cell）是成人體內生殖以外細胞（即成體細胞，Somatic Cell）的前驅細胞。由於這種細胞專門負責人體裡面各個器官的修復工作，所以全球的醫生及科學家都認為提升幹細胞的數目或功能，能夠直接加強修復力，可以修復組織與提升老化器官的功能；幹細胞也因此成為 21 世紀抗衰老及相關生物科技產業的新寵

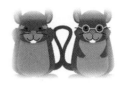

兒。

　　幹細胞移植（Stem Cell Transplant）就是增加幹細胞的數目；它在局部修復組織的臨床應用上有不錯的效果，但是在全身性的逆轉老化功能方面，截至目前為止，仍然缺乏有效的證據。

　　幹細胞激活（Stem Cell Activation）就是提升幹細胞的功能；雖然它有悠久歷史，也是最早被商業化的抗衰老科技，市售幹細胞激活的保養品和生髮液的效果也大多不錯，但是在全身抗衰老的效果方面，目前只有德國和日本有零星的文獻報導，缺乏可信賴的臨床實驗或論文來證明實際功效。因此幹細胞科技在全身性的抗衰老方面，還有很大的發展空間。

　　最後被自然期刊選為可以逆轉老化的技術是年輕血液（Young Blood）。

　　不管是東方與西方世界，在歷史上都認為紅色血液代表著生命的源頭，也都有藉由塗抹或攝取年輕血液來延緩老化或逆轉老化的記載（如：中國道家的採陰補陽學說，東歐羅馬尼亞的不死吸血鬼故事等）。

　　近年來由於血液蛋白質分析技術的進步，再加上輸血本來就是各國主管機關認可的合法醫療技術，相關的臨床實驗最容易進行，所以年輕血液被公認為是一個最容易臨床化的抗衰老技術。然而部分商業廣告過度誇大；2019年美國FDA曾經對這種療法的安全性和有效性向消費者提出警告。

異時共生
抗老血漿置換術

【 https://www.fda.gov/consumers/consumer-updates/fda-warns-about-stem-cell-therapies 】

　　但是社會大眾對輸入年輕血液來抗衰老的熱切似乎有增無減。

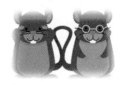

4.幹細胞是什麼？

幹細胞是成人體內四種主要細胞中的一種，專門負責修復受損的組織。

人體是由受精卵（Zygote）發育成胎兒的。男性的精子和女性的卵子，在體內結合後，形成了一個受精卵細胞，它附著在子宮壁上以後，如果沒有重大基因上的缺陷，就會開始分裂成兩個細胞，然後再持續分裂成為四個細胞、八個細胞，依此類推，直到形成一個稱為內細胞團（Inner Mass）的組織團塊。

到這個階段為止，所有的細胞都有分化成任何細胞的能力，也可以獨自的產生一個完整的個體（Totipotent）。隨著內細胞團慢慢地長大，細胞數目快速的增長；後期的細胞，雖然還是比成體細胞的分化能力強，但只能分化成單一胚胎層的細胞（如：外胚胎層 Ectoderm，中胚胎層 Mesoderm，內胚胎層 Endoderm）。

在受精卵變成胚胎，然後形成胎兒的過程中，細胞分化的能力會隨著細胞數目的增加而逐漸衰退。胎兒出生以後，人體的細胞就只剩下四類：精子或卵子和它們的前驅細胞以及兩百多種成體細胞，最後還有幾十種成體細胞的前驅細胞，這就是所謂的成體幹細胞（Somatic Stem Cell 或 Adult Stem Cell），通常被簡稱為：幹細胞。

精子和卵，以及他們的前驅細胞負責生殖的工作。成體細胞負責日常身體的運作，成體幹細胞則是負責體內修復的工作。成人體內沒有任何胚胎幹細胞（Embryonic Stem Cell），各個主要器官裡面都含有各自的成體幹細胞。

成體幹細胞在器官裡面平常是處於休眠的狀態；如果身體或組織受到破壞的時候，周遭的成體細胞就會分泌一些化學分子，如：生長激素（Growth Factors）或細胞因子（Cytokines），來啟動成體幹細胞。

被激活的幹細胞會分裂成兩個不同的細胞；一個是跟自己完全一樣的成體幹細胞，另一個則是成體細胞的前身，叫做祖細胞（Progenitor Cell）；這個祖細胞會進一步分化成一個體細胞，來彌補因為破壞所造成的體細胞空缺【圖012】。人體器官各有各的幹細胞，這種未定型或未分化的細胞，雖然來源仍然不明，但是已經被確定是負責修復受損組織的工作。

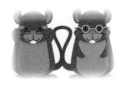

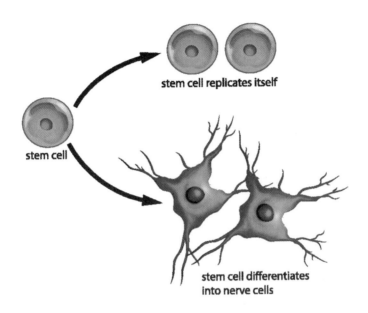

stem cell replicates itself

stem cell

stem cell differentiates into nerve cells

圖 012：幹細胞的分裂。

如果身體或組織受到破壞的時候，周遭的成體幹細胞就會分裂成兩個不同的細胞；一個是跟自己完全一樣的成體幹細胞，另一個則是祖細胞，它會再進一步分化成一個體細胞，來彌補因爲破壞所造成的體細胞空位。

圖片來源：Freepik.com

5.如何提升幹細胞的修復力？

　　由於抗衰老醫學主要的目的，就是提升人體的修復力，而成體幹細胞正是負責修復工作的細胞；所以抗衰老醫學，就是藉由提升成體幹細胞的數目和功能來提升人體的修復力。

　　在 50 歲以前，幹細胞的數目與幹細胞的功能大都很正常；50 歲以後，由於細胞內部和外部環境經年累月累積的污染，幹細胞的功能開始下降，幹細胞的數目也開始減少【圖 013】。因此，人體的修復力在 50 歲以後就會逐漸降低，到了 80 或 90 歲的時候，幹細胞的數目只剩下不到年輕時候的三分之一或四分之一，功能也只剩下年輕幹細胞功能的一小部分。

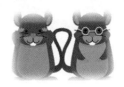

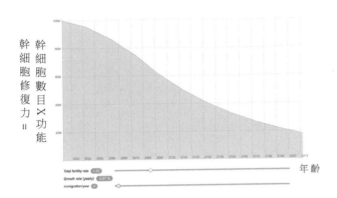

圖 013：幹細胞修復力與年齡的關係
在 50 歲以前幹細胞的數目與幹細胞的功能大都正常；50
歲以後，幹細胞的功能開始下降，數目也開始減少。

　　想要延緩老化就要降低幹細胞流失及功能衰退的速
度；想要逆轉老化，就要藉由增加幹細胞數目和功能的提
升，來加強人體的修復力。
　　為了能夠將幹細胞的修復力具體化，以供臨床上使
用，再來檢視另一個簡單的老化模型。模型中【圖 014】
左邊方塊代表一個年輕的人體，右邊方塊代表的是一個年
老的人體。

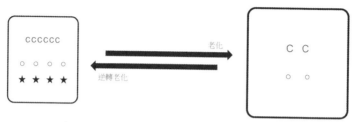

圖 014：簡單的抗衰老模型。

　　模型裡面的小 c 代表的是體積比較小的年輕細胞,大 C 代表的是體積比較大的年老細胞。方框裡面黑色圓圈代表的是各種營養;星星圖案代表的是刺激及活化細胞的各種細胞因子及激素。指向右邊的箭頭代表的是老化的過程,是一種氧化化學反應;指向左邊的箭頭代表的是一個逆轉老化的回春過程,是一種還原化學反應。

　　從這個模型可以看到,年輕的人體裡面,細胞的數目比較多;因為吸收能力比較好,營養也比較充分;而且因為發育的關係,身體裡面的細胞因子及激素濃度也比較高。

　　模型的右邊代表一個年老的人體,我們可以看到細胞的數目比較少;由於腸胃的吸收不足,營養也比較不夠;最重要的是,老人體內基本上沒有太多的細胞因子及激素,無法喚醒老人體內的幹細胞,導致幹細胞修復功能大幅的降低。

　　想要逆轉老化的話,就要提升幹細胞的修復力,也就是提升幹細胞的數目和功能。器官裡面幹細胞的數目越多,或者幹細胞的功能越好,都能增加人體修復的速度。

　　如何增加幹細胞的數目?

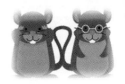

　　人出生之後，器官裡的幹細胞平常是處於休眠的狀態，數目不會再增加。如果要增加幹細胞的數目，只能從體外將幹細胞植入體內【圖 015】。

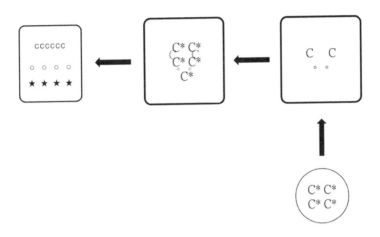

圖 015：幹細胞移植圖。

人體出生之後器官裡的幹細胞平常是處於休眠的狀態，數目不會再增加。如果要增加細胞的數目，只能從體外將幹細胞植入體內。

臨床及實驗室常用的幹細胞有自體，異體及異種三種來源【圖 016】。

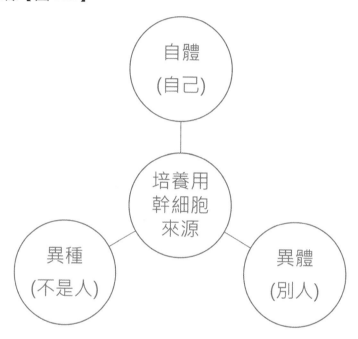

圖 016：幹細胞的來源
培養用的幹細胞有自體（自己的）、異體（別人的）、異種（動物）三種來源。

自體幹細胞代表從自己體內器官或組織萃取出來的幹細胞。它的優點是與身體其他細胞的基因一樣，不會受到免疫系統的攻擊，所以不會造成排斥反應，存活率也比較高。缺點是：一般需要提升修復力的人，年齡都比較大，所以他們的幹細胞年齡也比較大，數目也比較少，所以不

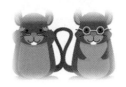

容易分離與培養；即使實驗室能夠從年長者自己的組織，成功地取出並培養出幹細胞，植入身體後，修復的功能也比年輕幹細胞的功能差很多。

2006 年，日本京都大學整形外科的山中伸彌（Shinya Yamanaki）教授開發出誘導性多能幹細胞 （Induced Pluripotent Stem Cell，簡稱 IPS）技術，透過四個不同的轉錄因子（Transcription factor：Oct4、Sox2、c-Myc 及 Klf4）將成人體細胞恢復成胚胎幹細胞的年輕狀態；雖然山中教授因此得到 2012 年的諾貝爾醫學獎，可惜 c-Myc 基因有致癌的可能，目前在臨床上執行起來還是有許多的顧忌，沒有辦法普及。

第二種幹細胞的來源是從別人身體取得的成體幹細胞。雖然幹細胞因為分化還不完全，在移植的時候不會造成強烈的排斥反應。但是，時間久了以後，仍然會受到接受者自體免疫系統的排斥，無法永遠的存活下去。異體幹細胞的優點是捐贈者都很年輕，所以這些年輕的幹細胞一旦進入體內，短期內對於修復力的提升會有比較快速而且明顯的效果。

第三種幹細胞來源則是來自動物的異種幹細胞。動物幹細胞的活力，比人類幹細胞強很多。可惜它會誘發人體強烈的排斥和免疫反應，所以存活率很低。異種幹細胞雖然容易取得，價格便宜，但是移植的風險也比較高。全球目前只剩下少數幾家位於瑞士及德國的診所還在從事異種幹細胞的臨床工作。

如何提升幹細胞的功能？

除了藉由幹細胞移植來提升人體體內幹細胞的數目以外，我們也可以藉由營養及運動來提升體內幹細胞的功能及人體的修復力【圖017】。斷食或間歇性斷食和運動都屬於生活醫學的一部分，雖然看起來不需要什麼費用，也好像很容易達成，其實不容易長期維持，臨床上成功的案例並不多。

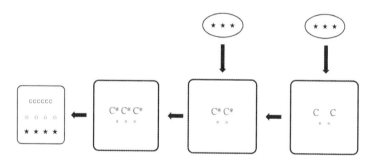

圖 017：生長激素提升幹細胞功能。
提升體內幹細胞功能及人體修復力，可藉由幹細胞移植、均衡營養及運動等方法。

幹細胞的功能還可以利用各種生長激素，如：生長荷爾蒙及雄性或雌激素來提升，但是這些藥物會有各種副作用；生長荷爾蒙會造成胰島素阻抗（Insulin Resistance），以至血糖升高，也可能造成關節的水腫，讓活動力減少；男性或女性荷爾蒙則有致癌的風險，一般建議只能短暫服用，也不是理想的抗衰老選擇。

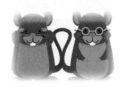

　　總結起來，英國自然期刊所提出來的六種抗衰老選項，可以分為兩大類：幹細胞移植是屬於藉由提高幹細胞數目，來加強幹細胞的修復力；斷食療法，白藜蘆醇，雷帕黴素和年輕血液則是利用幹細胞激活，來增加幹細胞的修復力。至於端粒酶則是一種竄改幹細胞年齡的工具，比較不適合做為加強人體修復力的辦法。

6.幹細胞療法的效果好不好？

　　幾十年來，經過醫生研究及科學家不斷努力，已經完成許多有關抗衰老醫學的臨床實驗。雖然大家對於提升幹細胞修復力來抗衰老都有共識，但是對於如何才是在臨床上提升幹細胞修復力的最好方法，仍然存有很大的爭議。

　　我們可以用一個 2×2 的矩陣來檢視幹細胞抗衰老臨床醫學的現況【圖 018】。

幹細胞修復力	局部（再生） 外表（抗老）	全身（抗衰）
數目（細胞移植）	？	？
功能（因子激活）	？	？

圖 018：幹細胞抗衰老醫學臨床現況矩陣。

　　第一欄顯示的是提升幹細胞修復力的兩種方法。第一種是利用幹細胞移植來增加幹細胞的數目，第二種則是利用幹細胞激活來提升幹細胞的功能。第一列所顯示的則是幹細胞在臨床上主要的兩種應用，第一種是局部性的治療

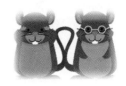

（如果是針對體內器官的話，一般稱為再生醫學（Regenerative Medicine）；如果是針對臉部皮膚的話，一般稱之為抗老療程或產品（Anti-aging Treatments or Products），第二種則是全身性的逆轉老化（Rejuvenation Medicine），也就是本書主要探討的抗衰老或抗衰醫學（Anti-aging Medicine）。

　　第一種幹細胞的臨床應用是屬於局部的治療。歐美常見的幹細胞局部治療是將實驗室培養好的骨髓幹細胞，脂肪幹細胞或者異體臍帶幹細胞，直接注射在因為心肌梗塞而壞死的心臟裡面，來促進心臟肌肉細胞的再生；而亞洲比較常見的是將幹細胞注射在因為中風而壞死的腦部組織，來促進腦神經細胞的再生，或注射在因負重而耗損的關節裡面，來促進軟骨的再生。

其他常見的幹細胞移植則大多跟美容比較有關。自從脂肪幹細胞在 2002 年被分離出來以後，不論是亞洲或歐美，都有許多整形或醫美醫師從抽脂的樣品中將幹細胞分離出來，再將之注射到臉上的皮膚來除皺【圖 019】美白【圖 020】或注射在頭皮上萎縮的毛囊裡面來促進毛囊的再生【圖 021】【圖 022】。

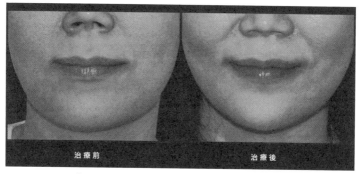

圖 019：脂肪幹細胞注射臉上皮膚的除皺效果。

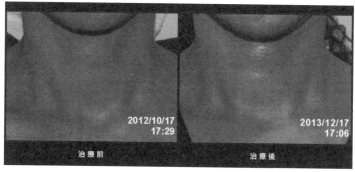

圖 020：脂肪幹細胞注射頸上皮膚的美白效果。

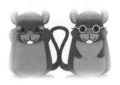

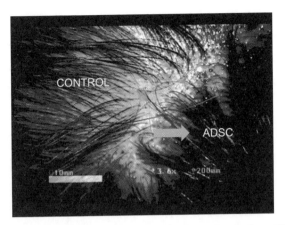

圖 021：脂肪幹細胞注射萎縮毛囊的再生效果，圖中顯示有注射的部位髮量增加。

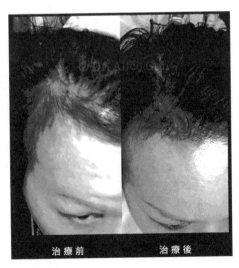

圖 022：脂肪幹細胞注射萎縮毛囊的再生效果，圖中顯示使治療後髮量增加。

　　由於幹細胞移植的局部治療，需要動用到外科醫師，實驗室的研究員，以及受過特別訓練的護理人員，加上法規限制脂肪幹細胞的分離需要在手術室裡面完成，所以手術的時間比較長，費用也因此偏高；導致這個治療方式，雖然效果不錯，但仍無法普及化。

　　由於再生醫學的費用很高，就有生技公司開發利用幹細胞培養的條件培養液，來激活體內幹細胞的技術，希望能夠取代昂貴的幹細胞移植，進行關節、皮膚與毛囊的再生醫學應用。由於費用較低，效果也不錯，所以比較能夠為市場所接受，這也是抗衰老產業界目前最成熟的商業模式。

　　相較於幹細胞技術在局部治療的效果，幹細胞移植或激活在全身抗衰老的效果就沒有那麼好。

　　全身幹細胞移植的方法一般只有兩種，一種是將培養好的幹細胞直接注射到各個主要的器官。另外一種則是將培養好的幹細胞經由靜脈點滴輸入病人體內。

　　如果採取直接注射的話，為了要達到全身的抗衰老效果，那麼客人必須接受全身麻醉，再由醫師將培養好的幹細胞直接注射到心臟、肺臟、肝臟等重要器官；這個方法風險較高，幾乎沒有客人願意接受這樣的療法。雖然早在1992 年 就 有 人 嘗 試 用 動 脈 注 射 來 取 代 直 接 注 射【https://en.wikipedia.org/wiki/MIRA_procedure】但是由於有造成栓塞及組織壞死的風險，至今無法在臨床上應用。

　　雖然病人能夠接受利用靜脈回輸幹細胞來增加幹細胞數目，但是輸入的幹細胞回流到右心房及右心室之後，必

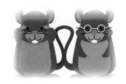

須再經過肺臟裡面的血管到左心房跟左心室,才有機會透過動脈系統到達全身。然而幹細胞的直徑較一般的細胞大約大三到五倍,所以會卡在肺臟的微血管,而回不到左心房,也到不了體內其他的器官。所以幹細胞靜脈回輸的全身抗老效果至今也仍然不明確。

　　由於全球有許多幹細胞培養的公司和診所,推廣利用幹細胞來延緩老化及治療退化性疾病的業務,然而卻看不到全身性的抗衰老效果,造成許多嚴重的消費糾紛。美國 FDA 也針對利用幹細胞來做全身性抗老的療程,向消費者提出嚴重的警告

【 https://www.fda.gov/consumers/consumer-updates/fda-warns-about-stem-cell-therapies 】。

　　據此,利用幹細胞激活技術來增加全身修復功能,變成唯一可能對全身器官都有抗衰老作用的方法。

　　與幹細胞移植不同的是,細胞因子和細胞激素,在注射入靜脈以後,可以快速的分佈到體內,提升駐守在全身各個主要器官幹細胞的功能。但是這些細胞因子和激素的價格偏高,而且多數因子和激素的半衰期都非常短,所以需要連續的接受治療,除了不方便以外,累加起來的價格,也幾乎沒有人負擔得起。

　　總體來說,幹細胞治療矩陣【圖 023】呈現了目前利用提升幹細胞修復力來修復局部受損組織及全身抗衰的情況;矩陣顯示:利用幹細胞移植來修復受損組織的效果不錯,然而由於價格太高所以接受度偏低;利用幹細胞激活技術來修復局部受損組織的效果也不錯,加上價格適中,

接受度高。

幹細胞修復力	局部（再生） 外表（抗老）	全身（抗衰）
移植（數目）	＋＋	～
激活（功能）	＋＋	～

圖 023：幹細胞激活技術的修復效果。

幹細胞治療矩陣顯示，利用幹細胞激活技術來修復局部受損組織的效果相當不錯且接受度高，利用幹細胞移植來修復受損組織的效果也不錯，但因價格相對較高接受度較低。

利用幹細胞移植來進行全身抗衰部分，因為透過靜脈輸入的幹細胞積聚在肺臟無法到達全身，所以需要將幹細胞直接注射到重要器官，所以接受度低。至於利用幹細胞激活來對全身器官進行抗衰治療，由於價格昂貴，所以也不普遍。

雖然醫界及科學家，對於利用幹細胞提升人體修復力來對抗衰老都充滿了期望，多年來，尤其是全身幹細胞抗衰老醫學的進展其實十分有限。

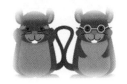

7.卡雷爾博士是誰？

　　在現代外科醫學領域裡面最具有天份也最有貢獻的醫師，應該是 1912 年諾貝爾生理及醫學獎得主，法國的亞歷克西・卡雷爾博士（Dr. Alexis Carrel）【圖 024】。

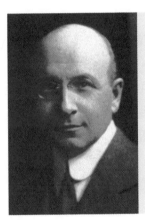

圖 024：1912 年諾貝爾生理及醫學獎得主亞歷克西・卡雷爾博士（Dr. Alexis Carrel）。
資料來源：nobelprize.org

　　卡雷爾博士於西元 1873 年出生在法國的里昂（Lyon）。他在 1894 年法國里昂大學攻讀醫學系時，適逢法國總統瑪利・弗朗索瓦・薩迪・卡諾（Marie François Sadi

Carnot）被槍殺，由於傷及肝臟血管，而且當時又沒有修復血管的方法，群醫束手無策，總統因此出血而死。還是學生的卡雷爾博士看在眼裡，就立志研發修復血管的外科技術。

由於卡雷爾博士個人的天份及努力，在不久之後便參考裁縫師縫合中空布條的方法，研發出被外科醫師延用至今的「三點血管縫合技術」，成為血管外科的鼻祖。

【 https://www.rockefeller.edu/our-scientists/alexis-carrel/2565-nobel-prize/ 】

基於法國醫學學院派系之間複雜的關係，卡雷爾博士畢業後在法國並沒有找到適當的工作，無法繼續進行後續的研究。他就決定離開法國，經由加拿大到美國尋求發展，最後在芝加哥大學醫學院的霍爾實驗室（Hull Laboratory）找到一份研究人員的工作，從此開展了他在現代外科史上輝煌璀璨的事業。

卡雷爾博士在美國芝加哥大學醫學院工作的時候，利用自己研發出來的血管縫合技術與查爾斯·克勞德·古思理（Charles Claude Guthrie）在史都華教授（G. N. Stewart）的指導下合作，進行了血管移植，器官移植，肢體移植，甚而至於頭部移植等許多有趣的動物實驗。卡雷爾博士在芝加哥大學一共發表了 29 篇論文，奠定了日後心血管外科以及器官移植外科的基礎。

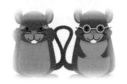

8.異時共生是什麼？

　　或許卡雷爾博士在芝加哥大學的時候，對於日後的抗衰老醫學已經有初步的構想，因此進行了一個叫做「異時共生」（Heterochronic Parabiosis，Hetero：不同的，Chronic：年齡，Para：共同，Biosis：生活）的實驗。

　　卡雷爾博士將一隻老的老鼠和一隻年輕的老鼠麻醉後，用手術將背部的皮膚連接在一起，讓牠們建立能夠共用彼此血液的血液循環系統【圖 025】；過了幾個禮拜之後，他再將兩隻老鼠的內臟在顯微鏡下進行觀察；結果發現：老老鼠的器官變年輕了，而年輕老鼠的器官卻變老了。

　　這個著名的老少連體動物實驗是人類歷史上第一個被證實可以逆轉老化的方法。在當時，甚至現在，都是一個石破天驚的實驗！

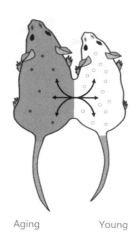

Aging　　　　　Young

圖 025：兩隻老鼠異時共生的連體實驗。
卡雷爾博士將老的老鼠和年輕的老鼠背部皮膚連接，共用
彼此的血液；五天後，發現老老鼠的器官變年輕，而年輕
老鼠的器官卻變老了。

　　可惜的是：人不能連體，所以不能在臨床上進行！
　　大部分的科學家推論異時共生所產生的逆轉老化現象
之後，都認為：老的老鼠會變年輕，代表年輕老鼠的血液
裡一定有一些可以延緩老化的物質；由於人類連體在臨床
上實在不可行，如果能夠從年輕血液裡分離出讓人年輕的
物質，就可以將這些抗老的成分，用靜脈注射的方法導入
人體，進而達到逆轉老化的目的。
　　卡雷爾博士離開芝加哥大學後，到新成立的洛克菲勒
大學擔任研究員，成立了一個研究室，專門尋找年輕動物
體內能夠讓細胞永保年輕的物質。

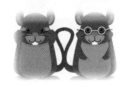

　　卡雷爾博士首先把雞的心臟取出來，然後在培養皿裡面培養。在正常情況下，這些雞的心臟細胞，最多只能存活幾個禮拜。然而，卡雷爾博士用雞胚胎打碎後形成的汁液，加上幾種特定的氨基酸及化學物質找到一個配方；從1916 年起，由助理將雞的心臟細胞放在培養皿裡面培養，連續地培養了 34 年【圖 026】。卡雷爾博士也根據這個可以實驗結果，提出著名的【細胞是永生】（Cell is Immortal）的理論。

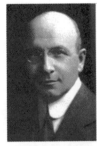

- The cell is immortal. -

It is merely the fluid in which it floats which degenerates. Renew this fluid at intervals, give the cell something on which to feed and, so far as we know, the pulsation of life may go on forever.

Dr. Alexis Carrel
1912 Nobel Laureate

圖 026：卡雷爾博士雞胚胎心臟實驗。
從 1916 年起卡雷爾博士以特有的雞胚胎汁液配方，讓雞的心臟細胞在培養皿裡成功地培養了 30 幾年。之後他提出了細胞是永生的的理論：「只有浸泡細胞的生長液會老化。如果隔一段時間給細胞置換一些新鮮的生長液，生命脈動就可以永遠持續。」
資料來源：nobelprize.org

　　卡雷爾博士在 1940 年從洛克斐勒大學退休後回到法國去，這個實驗被迫中止，他多年實驗的研究成果無法被

延續，成為抗衰老醫學發展史上的一大憾事。

因為人類不能在臨床上連體，加上卡雷爾博士在二次世界大戰後期回到法國，被懷疑是偏袒納粹政府的支持者，所以他和他的異時共生實驗就逐漸在主流醫學和科學界「被消失」；只剩下包括他自己在內的少數幾位歐洲醫師，不畏困難的研發各種變通的方法，希望將異時共生實驗臨床化。

卡雷爾博士的異時共生實驗在當時受到一位瑞士籍醫生的重視，他就是鼎鼎大名的瑞士草原療法創始者保羅・尼漢斯醫師（Dr. Paul Niehans）【圖 027】。尼漢斯醫師是瑞士的外科醫師，畢業於瑞士伯恩醫學院，然後在蘇黎世接受住院醫師的訓練，是從事頭頸部腺體手術的外科名醫。

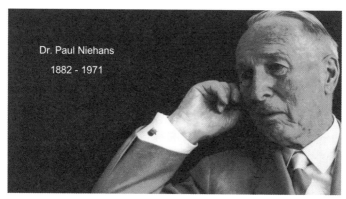

圖 027：瑞士草原療法的創始者保羅・尼漢斯醫師（Dr. Paul Niehans）。

人體頸部中段有一對叫做甲狀腺的腺體，專門分泌維

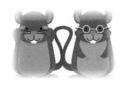

生必須的甲狀腺素；甲狀腺旁邊有一個像一粒豆子的腺體叫做副甲狀腺。這個副甲狀腺的主要功能是分泌副甲狀腺素，負責維持人體裡面鈣質的平衡。如果在進行甲狀腺手術時，不小心將副甲狀腺切除的話，鈣離子會下降，病人就會產生痙攣，如果不馬上處理，可能導致不能呼吸而死亡。

有一次尼漢斯醫師在醫院外面，一個沒有手術房的地方，碰到一個副甲狀腺不小心被切除的年輕女性病人，在危急當下尼漢斯醫師想到卡雷爾博士的異時共生實驗，就想到「缺什麼補什麼」的概念。由於他所在的地方剛好有隻懷孕的母羊，他就將母羊的胎兒取出，把胎兒的副甲狀腺分離出來，再將它粉碎成為糊狀的液體，注射入這個因為副甲狀腺被切除而瀕臨死亡的病人體內。

神奇的是，這個女病人馬上就痊癒了；而且用這個療法繼續存活了下半輩子，而且沒有任何後遺症。有了這個成功的案例之後，尼漢斯醫師就開展出缺什麼補什麼羊胎部位的異種異時共生療程。

尼漢斯醫師所使用的年輕組織來源來自於阿爾卑斯山的黑羊，於是他就在出產這種黑羊的蒙特魯（Montreux），成立了草原診所（La Prairie），專門從事這種羊胎細胞療法的工作。

尼漢斯醫師的療程雖然不受主流醫學及科學家的認同，但是由於效果不錯，逐漸打響名氣，吸引了西方世界許多名人來接受這種利用羊胎萃取物來治療各種疑難雜症的療法。尼漢斯醫師草原療法的患者，幾乎囊括了西方世

界各個領域的成功人士，包括：教宗庇護十二世；英國首相邱吉爾，南非總統曼德拉，及影劇界名人：卓別林、伊莉莎白泰勒等，都是他的顧客【圖 028】。

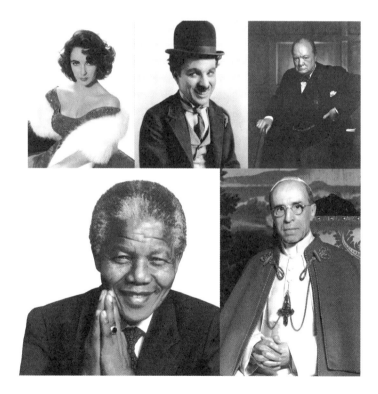

圖 028：許多知名人士都接受過草原療法，例如伊莉莎白泰勒（上排左）、卓別林（上排中）、英國首相邱吉爾（上排右），南非總統曼德拉（下排左）及教宗庇護十二世（下排右）等。

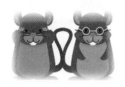

　　尼漢斯醫師執業到 1971 年，他去世以後，這個著名的草原診所由瑞士創業家瑞明・馬特（Armin Mattli）買走且繼續經營，並擴大設立頂尖 SPA 中心及開發各種高級保養品，由於行銷非常成功，成為大家所熟悉的貴婦 La Priarie 品牌。

　　瑞士尼漢斯醫師的草原療法在政商界風行一時，也吸引對於這個療法有興趣的醫師到診所學習。尼漢斯的學生中有一位叫做菲利浦・強生（Dr. Philipp Janson）的德國醫師，對於這個草原療法非常執著，在草原診所學習之後，他在 1949 年回到德國成立了強生・穆勒 （Jason-Muller）診所，主要業務就是利用胎羊器官的萃取物來幫客戶抗衰老或治療各種慢性疾病，並由兒子（Dr. Wolfgan Janson-Muller）及孫子（Dr. Robert Janson-Muller）接續經營。雖然德國政府曾經短暫地禁止用動物的萃取物來治療疾病，但是近年來法令已經鬆綁，讓從事胎羊細胞治療的診所恢復營業。

9.胎盤素是什麼？

　　除了西方的瑞士和德國以外，東方的日本在 1970 年也成立了一家叫做 Laennec 的公司，想要應用卡雷爾博士的異時共生療法，開發能夠治療肝臟相關疾病的生物製劑；它們和另外一家叫做 Melsmon 的公司從嚴格檢查過的產婦胎盤【圖 029】萃取胎盤素，做成靜脈注射用的針劑，希望用來修復受損肝臟的功能及對抗全身的老化現象。

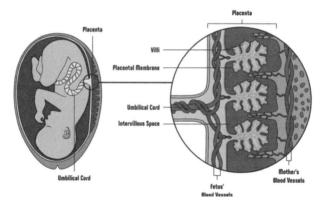

圖 029：日本在 1970 年用產婦的胎盤萃取胎盤素，用以逆轉老化或受損肝臟的功能。

圖片來源：

https://www.labiotech.eu/medical/pluristem-cell-therapy-phase-iii/

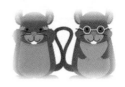

　　這兩家日本的胎盤素公司在過去 50 年來，持續地供應胎盤素給日本國內和東亞鄰近國家的抗衰老客戶。日本的抗衰老醫生也開發出醫療旅遊的商業模式，讓亞洲各地的客戶每隔幾個月飛到日本一次，在診所接受胎盤素注射，然後到日本各地旅遊。

　　雖然胎盤素是大家所熟悉的產品，但是卻缺乏臨床上的證據，至今只在日文肝臟期刊裡有零星幾篇關於改善 B 型肝炎和 C 型肝炎患者肝臟功能的文獻報導，並沒有任何有關全身抗衰老的數據和案例報告。

　　近年來由於人口老化的關係，各種五花八門的抗老方法都受到重視。在畜牧業發達的澳洲及紐西蘭也不例外，當地的健康食品工廠 （如：Alpha Laboratory）看到日本胎盤素公司成功的案例，就想到利用當地養殖的母鹿來生產鹿胎盤素。

　　紐西蘭及澳洲的鹿胎盤早期透過健康食品商店銷售，由於效果並不明確，所以銷售量並不算好；後來有東南亞的公司，看到鹿胎盤產品在抗老市場的商機，便將鹿胎盤產品重新包裝上市，以傳直銷方式，銷售鹿胎盤產品。

　　然而目前鹿胎盤功效的研究在在科學論文與醫學文獻上，尚無有力的證據；但少數從業人員想要快速擴展組織及佔有市場，不免私下誇大產品療效，將鹿胎盤產品包裝成治療各種疑難雜症的仙丹，以至消費糾紛及負面新聞時有所聞，讓鹿胎盤產品產業的形象，蒙上一層陰影。

　　簡而言之，日本的胎盤素針劑或是口服錠劑，在日本屬於合法商品，效果雖然還不明確，但都具有 50 年悠久

　　歷史；如果業者可以紮根進行臨床或基礎研究來佐證產品效果，再加上正確的行銷手法，讓民眾更加了解產品功效，才是永續經營的商道！

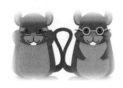

10.異時共生如何重獲重視？

　　由於政治原因，卡雷爾博士的異時共生實驗在他去世以後，無法受到歐美科學家及醫師的青睞；一直到 2005 年，由於老化問題及相關退化疾病開始受到醫學界的重視，才有一組由美國史丹佛大學湯姆，蘭多教授（Dr. Thomas Rando）所帶領的再生醫學科學家團隊，重啟了異時共生技術在抗老化醫學研究上的應用【圖 030】【圖 031】。

nature

Q   ⊗

Explore ⌄　　Journal info ⌄　　Subscribe

nature > letters > article

Published: 17 February 2005

Rejuvenation of aged progenitor cells by exposure to a young systemic environment

Irina M. Conboy, Michael J. Conboy, Amy J. Wagers, Eric R. Girma, Irving L. Weissman & Thomas A. Rando ✉

Nature **433**, 760–764(2005)

圖 030：2005 年，美國史丹佛大學由 Rando 教授帶領，專門研究肌肉組織如何再生的科學家團隊，重啓了異時共生在抗老化醫學上的應用。

資料來源：nature.com

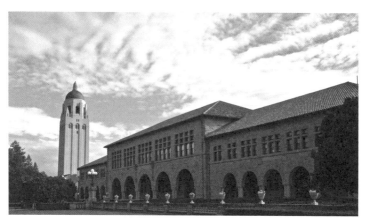

圖 031：美國史丹佛大學。

　　蘭多教授團隊希望用異時共生實驗，來探討肌肉組織如何再生的證據及機轉，同時也順便檢視異時共生是否在促成肌肉再生以外，還能對其他器官產生影響。

　　他們利用老少連體實驗，不但成功地找到肌肉再生的證據，而且確認了它的機轉；更令人訝異的是，他們發現實驗老少配中的年長動物在接受異時共生療法之後，腦神經和肝臟也變年輕了。蘭多教授的研究開啟了以分子生物學為基礎的現代異時共生研究，為幾十年來，除了斷食（Calorie Restriction）及白藜蘆醇（Resveratrol）外，幾乎一籌莫展的抗衰老醫學界帶來一線曙光。

　　由於蘭多教授團隊的異時共生研究，加上世界各國對於人口老化問題的重視，從 2005 年開始，以分子生物學為基礎的現代異時共生研究，蓬勃發展。大部分的研究是利用異時共生作為動物模型，觀察各個不同器官老化的過

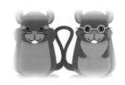

程及探討逆轉老化的過程和機轉。被證實利用異時共生可以有效逆轉老化的體內器官，包含：腦部神經，周邊神經、骨骼、胰島細胞，還有肝臟及全身的肌肉組織等。

　　隨著其中許多分子生物學的路徑都逐漸被揭露，異時共生所產生的分子機轉也越來越明確；有些醫師也開始規劃利用異時共生來治療各種退化性疾病的人體實驗及研究。然而由於人無法連體，所以要在人體上得到看似簡單的異時共生老少動物連體實驗效果，還是十分困難的挑戰！

　　最直覺的臨床異時共生，當然是利用間歇性輸入年輕血液，來取代需要手術的連體異時共生。這個做法看似簡單，但是年輕血液的供應有限，加上輸血可能有排斥和感染的風險，所以無法普及。

　　據此，蘭多教授當年團隊的成員艾米・韋傑斯博士（Dr. Amy Wagers）就在哈佛大學醫學院的實驗室，開始分析比對年輕老鼠跟年老老鼠血液中的成分，希望找出年輕血液中可以逆轉老化的物質，然後開發新藥，同時解決年輕血液供給不足和排斥及感染風險的問題。

11.逆轉老化的成分在血中哪裡？

　　人和老鼠的血都是由血漿和血球兩部分所組成的（血漿部分則是由凝血因子和血清所組成）。

　　如果將血液從人體裡面抽出來靜置，血就會在半小時之內自動分為上層的血漿和下層凝固的血球兩部分。血漿含有無生命的物質，包括：水，電解質，及蛋白質；血球包含的是有生命的物質，如：紅血球，白血球，血小板，和微量的血液幹細胞及間質幹細胞【圖032】。

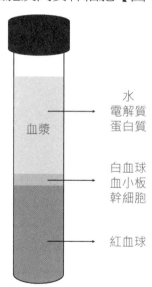

血漿 ← 水
電解質
蛋白質

← 白血球
血小板
幹細胞

← 紅血球

圖 032：血液的內容物質

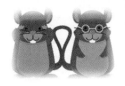

血液靜置半小時後會分為血漿和血球兩部分。血漿含有無生命的物質，包括水、電解質及蛋白質；血球包含有生命的物質，如紅血球、白血球、血小板和少量的幹細胞。

血球部分：由於紅血球的生命只有 120 天，白血球和血小板的生命週期只有 7 天左右，所以理論上它們能夠造成人體年齡的差別有限；加上血球細胞與修復力無直接關係，不可能是年輕血液能夠快速而且大幅逆轉老化的原因。由於一直以來，幹細胞移植對人體全身性抗衰老並沒有明確效果，所以也不太可能是異時共生能讓退化性的器官重新變年輕的原因。

因為血漿中的凝血因子，會聚集在凝固的血球部份，所以剩下的血清中，含有的主要物質是：水和各種電解質及蛋白質。水和電解質在年輕人和老人體內的濃度都很類似；所以也不是年輕血液能夠逆轉老化的原因。

最後，100 年來，幾乎所有的異時共生科學家都將研究聚焦在血清中的各種蛋白質。

經過多年努力，韋傑斯博士從年輕老鼠的血液中分離出一個叫做生長分化因子 11（GDF-11，也稱為骨形態發生蛋白 11）的蛋白質【圖 033】，並將這個蛋白質注射到心肌衰竭的老鼠體內，結果發現衰退的心臟功能能夠獲得立即的改善。這個實驗結果引起許多分子生物學家的興趣，有許多實驗室用類似的方法想要重複她的實驗或應用到其他器官的研究。雖然得到的結果並不一致，韋傑斯博士還是募集資金，成立一家叫做 Elevian 的公司【圖 034】，

繼續有關 GDF-11 在抗老化醫學上的研究及發展，也針對糖尿病，中風，心血管疾病，和老年失智症等提出各種臨床實驗的計畫。

【https://www.elevian.com/#elevian-pipeline】

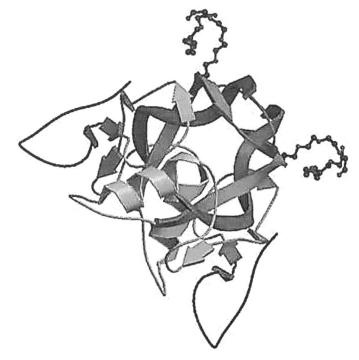

圖 033：GDF-11 蛋白質的分子結構

圖片來源：https://gdf11rejuvenation.com/what-is-gdf11%3F

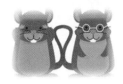

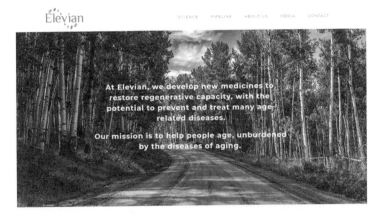

圖 034：Elevian 公司

從血液中分析出 GDF-11 的蛋白質，注射到心肌衰竭的老
鼠體內，結果發現衰退的心臟功能能夠獲得立即的改善。

資料來源：elevian.com

12.卡雷爾有沒有傳人？

　　卡雷爾博士第一次執行異時共生逆轉老化的實驗，是在西元 1905 年左右；過了 100 年後，也就是西元 2005 年，史丹佛大學蘭多教授的實驗室，重新以現代分子生物學技術重複而且證實了卡雷爾博士利用老少連體手術來達成逆轉老化的偉大成就。

　　然而，過去 100 年間，卡雷爾曾經工作過的芝加哥大學及洛克菲勒大學竟然沒有任何晚輩繼續進行有關異時共生的研究！一直到 2012 年的夏天，芝加哥大學的商學院為了拓展商學院的研究範疇，決定在新成立的芝加哥大學北京中心舉辦有史以來第一次的全球校友創業比賽；才在無意間促成了異時共生研究在芝加哥大學體系的重生。

　　雖然不是一場大型的比賽，參賽者只有 60~70 名，但是競爭卻是十分激烈；最令人意外的是，比賽最後由一位沒有學過商業的台裔美籍潘扶適醫師（Fushih Pan, M.D., Ph.D.）以一瓶由動物間質幹細胞分泌物做成的保養品，從中脫穎而出獲得比賽的第一名【圖 035】！

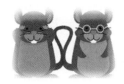

Certificate of Recognition

This certificate is awarded to

LOTUS BIOCHEMICAL

In recognition of outstanding achievement as a

First Place

Winner in the
Global Launchpad: Beijing
Fast-Pitch Competition
July 14, 2012

Robert Gertner
Deputy Dean and Joel F. Gemunder Professor of Strategy & Finance
The University of Chicago Booth School of Business

Waverly Deutsch
Clinical Professor of Entrepreneurship
The University of Chicago Booth School of Business

CHICAGO BOOTH | **Polsky Center**
for Entrepreneurship

圖 035：2012 年芝加哥大學商學院第一屆的全球校友創業比賽第一名，頒給了台裔美籍雙博士潘扶適醫師 （Fushih Pan, M.D., Ph.D.）。

13.潘扶適醫師是誰？

　　潘醫師【圖 036】出生於台灣的台北市。他的父親是日本京都大學的醫學及微生物學博士，也是台灣大學醫學院教授及世界遺傳醫學會的副理事長。

　　潘醫師以第一名的成績畢業於台灣大學化學系，得到美國芝加哥大學化學系的全額獎學金，赴美繼續研讀物理化學博士的學位，在美國科學院院士岡武史教授（Professor Takeshi Oka）的指導下，用雷射光譜技術研究外太空電漿裡面發生的各種離子化學反應。

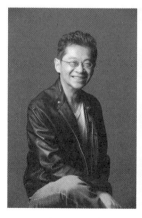

潘 扶 適 醫師
(Dr. FuShih Pan)

美國芝加哥大學醫學與化學雙博士
美國科學家醫師
美國顱顏整形外科醫師

圖 036：卡雷爾博士異時共生理論的接班人潘扶適醫師（Fushih Pan, M.D., Ph.D.）。

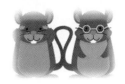

　　那個時候美國政府為了提升基礎醫學與臨床醫學的跨領域研究，所以提供了 60 個全額獎學金給美國前 10 名的醫學院，鼓勵他們招募具有基礎科學背景的博士生到醫學院就讀（這就是日後被全球各大研究型大學的醫學院奉為圭臬的科學家醫師學程）。

　　芝加哥大學的化學系有一位叫做楊念祖（Professor N.C. Yang）的有機化學教授，專門負責芝加哥大學的 Pre-Med 學程；當他得知了這個科學家醫師學程之後，就向醫學院院長 （Dean Joseph Ceithamal）大力推薦了潘醫師。兩人和芝加哥大學 Ben May 癌症研究中心的廖述中教授聯手，排除萬難，讓潘醫師成為美國科學家醫師學程中，唯一沒有美國國籍及永久居留證的學生。

　　完成了醫學學位以後，潘醫師以第一志願，繼續在芝加哥大學接受整形外科專科醫師訓練。在接受住院醫師訓練的時候，潘扶適醫師不但與芝加哥大學醫學院醫學物理學系的陳津渡教授（Professor Chin-Tu Chen）開發出利用氮氣雷射照射 NADH （煙醯胺腺嘌呤二核苷酸的還原態）產生的螢光來偵測細胞缺氧程度的技術。也參與了芝加哥大學與麻省理工學院教授拉斐爾‧李（Raphael Lee）有關利用高分子嵌合體來拯救受傷肌肉細胞的尖端高分子再生醫學研究。

　　1994 年，潘扶適醫師離開了芝加哥大學，以全球選秀第一名的姿態到費城兒童醫院進修顱顏外科，同時在常春藤名校賓州大學醫學院擔任整形外科講師。

　　潘扶適醫師具有物理化學的背景，就將當時剛啟蒙的

3D 掃描科技與臨床醫學結合來探討顱顏外科手術的效益，也因為這一系列的研究獲得常春藤名校整形外科的基礎研究獎。

這個時候賓州大學醫學院開始注意到再生醫學在人口老化未來的重要性，整型外科系主任林頓‧威特克（Professor Linton A. Whitaker）教授就指派潘扶適醫師，開始研究再生醫學與抗衰老醫學的關係，也發表了幾篇重要的研究論文探討有關顱面再生醫學的基本理論。其中一篇論文確認了支架材料對於頭骨再生的重要性，另一篇論文則是測量了頭骨再生時所需要的張力，對於日後再生醫學的發展產生了啟發性的作用，因此獲得美國頜面外科（American Society of Maxillofacial Surgery）的 1994 年的基礎科學研究獎。

潘扶適醫師原本預計回到他的母校芝加哥大學繼續有關顱顏外科的工作，但是當時台灣的副總統連戰先生（芝加哥大學政治系的校友及校董），請當時長庚醫院的張昭雄醫師到美國招募生醫人才，潘醫師想到這或許是最後一次回到故鄉的機會，就決定拋棄美國大學醫學院教授崇高的地位及優渥的待遇，毅然回台服務。

潘扶適醫師回國之後，發現台灣的顱顏外科市場幾乎完全為長庚醫院主導，就決定轉往在台灣剛開始萌芽的顏面美容外科發展。他在短短五年內，完成了近 2000 例的拉皮手術，成為當時亞洲首屈一指的內視鏡及 SMAS 筋膜拉皮大師；並透過腸胃科名醫趙迺父醫師的引薦，獲得光華投資董事長張忠濮先生的邀請，從千禧年開始擔任中華

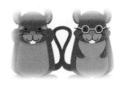

醫院的院長，將它成功改造成亞洲第一所消費型醫院。

　　潘醫師為了發揮他在化學及醫學領域的所學來幫助更多的人，院長任期屆滿後，決定離開行政及管理的工作，再度轉換跑道，希望發揮科學家醫師的本色，打造一個跟抗衰老科技有關的企業。

　　這個時候剛好美國加州大學洛杉磯分校（University of California, Los Angels）的馬克・赫德里克（Dr. Marc Hedrick）醫師成功地從脂肪組織中間分離出間質幹細胞，開啟了幹細胞臨床應用的大門。

　　許多的臨床醫師（主要是整形外科醫師）都快速地啟動幹細胞在再生醫學上的臨床研究；赫德里克醫師成立了Cytori 公司，開發脂肪幹細胞分離機，希望能夠將之應用在心肌梗塞的臨床治療；同期的美國羅傑・霍裡醫師 （Dr. Roger Khouri）及日本的吉村醫師（Dr. Kotaro Yoshimura），則是開發出利用脂肪間質幹細胞來提高利用自體脂肪移植重建乳房或豐胸時，植入脂肪細胞存活率的技術。

　　潘扶適醫師看到這個難得的機會，也希望開發出與幹細胞科技有關的醫療技術及醫療器材商品。

　　由於潘扶適醫師的臨床工作主要是顏面的拉皮手術，在完成數千例的手術以後，他發覺雖然手術能夠將下垂的組織恢復到年輕的部位，但是皮膚組織仍然呈現老化的狀態，因此嚴格來說手術會呈現一種不協調的結果，也就是【拉了半天的皮，還是一張老皮 】的現象。

　　由於幹細胞被認為可以修復老化組織，潘扶適醫師就將吉村醫師的方法加以修正，開發在手術房裡面直接將脂

肪幹細胞分離出來，然後移植到臉部來加速傷口癒合及逆轉老化皮膚的脂肪微植體技術。

潘扶適醫師在 2002 年成為繼日本吉村醫師之後，第二個在亞洲分離出脂肪幹細胞的醫師。接著潘醫師將這些脂肪幹細胞在顯微鏡之下，注射到病患的臉部皮膚及毛囊裡面，讓這些組織年輕化，並且獲得相當不錯的結果。

潘扶適醫師隨即跟隨美日歐洲的幹細胞專家，希望開發利用脂肪幹細胞靜脈回輸來進行全身性抗衰老及改善老化器官功能及其相關疾病的技術，但是發覺效果相當的不明確。

體認到幹細胞並非萬能仙丹，而且它的臨床應用仍在非常早期的階段，因此在 2003 年設立天荷生化科技有限公司（Lotus Biochemicals Ltd. Inc.），希望將物理化學和再生醫學及美容外科的背景結合，募集人員資金，研發利用幹細胞來抗老回春的科技。

天荷生化公司最早期從事利用質譜儀來分析天然物裡面的化學成份，希望找到抗衰老健康食品的配方；後來，為了能夠因應整個整形醫美市場取向，與非侵入性治療的趨勢，潘扶適醫師就利用幹細胞的條件培養基，開發出能夠讓皮膚及毛囊回春的外用保養品，也就是這個保養品讓他得到芝加哥大學第一屆全球校友創業比賽的第一名。

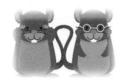

14.認祖歸宗？

在北京芝加哥大學中心參加商學院的創業比賽時，潘扶適醫師也順便參觀了芝加哥大學諾貝爾獎得主展示牆【圖037】。在參觀的時候，潘醫師首先到兩位華人諾貝爾獎得主楊振寧及李政道博士的相片區參觀，這時候潘醫師的目光被旁邊一位白人諾貝爾獎得主的相片所吸引，仔細一看，發現是他從來沒有聽過的芝加哥大學醫學院前輩卡雷爾博士【圖038】。

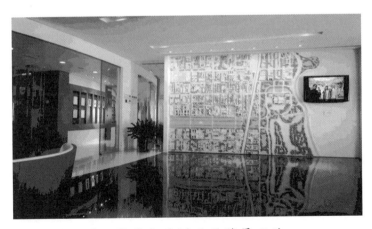

圖 037：芝加哥大學著名的諾貝爾獎展示牆。

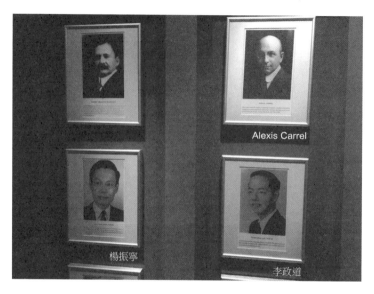

圖 038：芝加哥大學諾貝爾獎展示牆懸掛芝加哥大學醫學院 Alexis Carrel 博士的肖像。

透過百度簡單地看了卡雷爾博士的介紹之後，潘扶適醫師突然想到：當初在開發皮膚及毛囊保養品的時候，有一次研究助理跑來跟他說：「老老鼠的毛長出來以後，同時會變得活潑好動，就好像年輕的老鼠一樣」【圖 039】。他想到：就像外用的藥品一樣，這個現象其實是因為幹細胞分泌物被老鼠的皮膚吸收以後，進入了身體；長期使用以後，體內分泌物的濃度會慢慢增加，逐漸產生類似連體異時共生的效果。

由於這種異時共生的效果是透過皮膚吸收來達成的，潘醫師就將這個現象取名為經皮異時共生（Transdermal

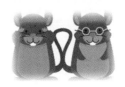

Heterochronic Parabiosis；Trans：經過，Dermo：皮膚，
Heterochronic：異時，Parabiosis：共生），並當場在比賽的
簡報中發表，令所有的評審委員震撼不已。

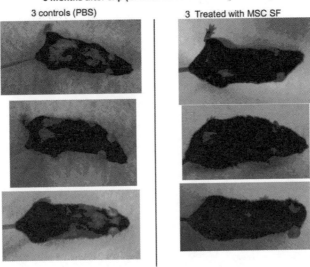

3 months after exp (BALB/c mice 21 mo old): close up view

3 controls (PBS)　　　　　　　3 Treated with MSC SF

塗抹前　　　　　　　　　　　塗抹後

圖 039：老老鼠皮膚塗抹幹細胞分泌物實驗。
在開發幹細胞保養品的產品測試階段，研究助理發現老的
老鼠長出新毛以後，也變得活潑好動，就像年輕的老鼠一
樣。

　　提出經皮異時共生理論的潘醫師想要將它應用在全身
的抗衰老上；由於人類皮膚比老鼠皮膚緊緻，任何分子量
大於 500 道爾頓（Dalton）的分子，都不易穿透；因此需

要更好的導入方式，才有可能達到全身的效益。剛好，3D
列印的專利在 2014 年到期，列印成本大幅降低，由於在
賓州大學的時代，累積了 3D 應用的臨床經驗，潘醫師就
開始打造能夠加速經皮異時共生的個人化 3D 抗老面具。

　　3D 抗老面具於 2014 年的冬天進入臨床【圖 040】，同
時獲得兩個美國專利【圖 041】【圖 042】。臨床研究顯現：
配戴 3D 抗老面具可以有效地停止客人顏面下垂現象，同
時逆轉皮膚老化的狀態【圖 043】。

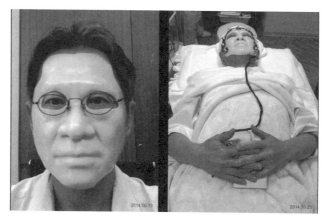

圖 040：3D 抗老面具於 2014 年進入臨床，潘扶適醫師成
爲首位配戴的測試者。

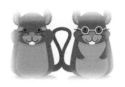

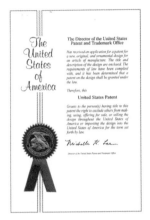

圖 041：3D 抗老面具獲得兩項美國專利認證。

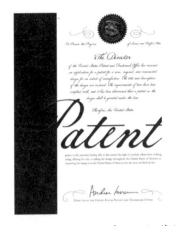

圖 042：3D 抗老面具獲得兩項美國專利認證。

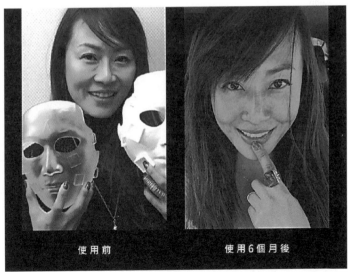

使用前　　　　　　　　使用6個月後

圖 043：臨床研究發現，配戴 3D 抗老面具可以有效停止客人顏面下垂的現象，同時逆轉皮膚老化的狀態。

　　可惜 3D 面具的的導入效益仍不足以帶來全身性的抗老效果。在將近 2000 位 長期按時配戴面具的客戶中，只有少數的案例真正能夠感受到，例如：變得有活力，睡眠品質變好等的全身性抗衰老效果。

　　由於幹細胞移植會受限於肺部的過濾效應，幹細胞激活因子則受限於來源與劑量問題，幹細胞經皮導入則受限於人類皮膚吸收效益的問題，致使無法在臨床上產生全身性抗老的實際結果。所有全身性抗衰老實驗，仍然只有在小動物的實驗中才能夠獲得成功。人類想要全身逆轉老化的夢想，仍然遙遙無期。

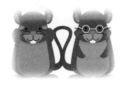

15.異時共生的另外可能？

　　由於異時共生實驗在動物實驗上顯示了令人驚艷的效果，然而在臨床上的應用一直停滯不前，沒有任何成功的案例；迫使科學家重新探討異時共生逆轉老化的原因，希望解此找到其他能夠將異時共生臨床化的辦法。

　　異時共生連體實驗證明，一老一少的兩隻老鼠被手術連體後會共用身體裡面的血液和器官。由於器官的影響，已經被卡雷爾博士等早期的科學家，利用器官摘除實驗逐一排除，所以異時共生逆轉老化的效應應該是來自於血液的共有。

　　由於血液是液體，所以血液的部分，很容易能夠被混合；年輕的血液有一半會進入老動物的體內，相對的老動物體內的血液也會有一半進入到年輕動物的體內；讓兩隻動物血中各種有益或有害物質的濃度都會減少或增加50%。

　　有趣的是，由於老動物變年輕具有臨床及經濟價值，而年輕動物變老並不具有特別的價值，所以一百年來絕大多數的科學家和醫師都專注在研究如何利用異時共生連體技術來讓年老動物變年輕，而沒有人研究如何利用異時共生連體手術來讓年輕動物變老的現象。

　　蘭多教授 2005 年的研究團隊中，有一位來自俄國的

伊琳娜‧康博伊博士（Irina Conboy）。她於 1990 年代，在史丹福大學跟一位叫做派特裡夏‧瓊斯 （Patricia Jones）的學者研究自體免疫時，嫁給了麥可‧康博伊博士（Michael Conboy），夫妻兩人合作成為加州灣區著名的幹細胞抗衰老研究夫妻檔。

康博伊博士在蘭多教授的實驗室做博士後研究時，主要研究的題目是老化如何抑制肌肉細胞再生的能力。她在和魏斯曼（Irv Weissman）合作的時候，開始接觸連體異時共生實驗。康博伊博士於 2008 年離開了史丹福大學，到鄰近的加州柏克萊大學繼續利用異時共生動物連體實驗來進行有關老化的研究。

為瞭解開臨床上輸入年輕血液效果不彰的謎團，她跳脫傳統框架，從另外一個角度來檢視異時共生連體實驗的結果，她想到就如同年輕動物的血中可能含有可以讓老化動物變年輕的物質，老化動物的血中可能也含有可以讓年輕動物器官快速衰老的物質。

她看到這個沒人注意的「老化血液中可能含有抑制器官功能物質」的盲點，進行了一個簡單的實驗來證明這一個假設。她設計了一個間歇性異時共生的方法，在注射年輕血液進入老化動物的同時，也將老化動物的血液注射入年輕動物的體內；結果發現老化血液抑制年輕器官的功能的威力，竟然遠大於年輕血液逆轉老化器官功能的效益【圖044】！

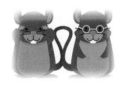

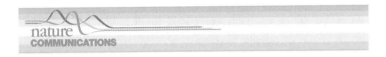

ARTICLE

Received 21 Jan 2016 | Accepted 23 Sep 2016 | Published 22 Nov 2016   DOI: 10.1038/ncomms13363   OPEN

A single heterochronic blood exchange reveals rapid inhibition of multiple tissues by old blood

Justin Rebo[1,*], Melod Mehdipour[1,*], Ranveer Gathwala[1], Keith Causey[2], Yan Liu[1],
Michael J. Conboy[1] & Irina M. Conboy[1]

圖 044：將老化動物的血液注射入年輕動物的體內，結果發現老化血液抑制年輕器官的功能的程度，遠大於年輕血液逆轉老化器官功能的效益。

資料來源：nature.com

　　簡單來說，除了年輕血液中包含有益的物質外，老化的血液中亦含有有害的物質；而且有害物質的影響力遠大於有益物質；這也就是「老血有毒」這一個重要觀念的濫觴。

　　這一個現象，可以用汽車傳動的模型來解釋。就像汽車有一個油門踏板和一個煞車踏板一樣；老化的血液對於器官而言就像是煞車，而年輕的血液對器官而言就像是油門。

　　如果體內老化血液很多，也就像是剎車踩得很重，無論你怎麼踩油門，亦即：移植大量的幹細胞和加入大量的生長激素和細胞因子，器官的功能都無法改善。如果能夠

移除少量老化的物質，也就像是放鬆一點剎車的力道，那麼用力踩油門的話，車子就會開始前進，也就是器官功能可以改善。如果能夠將煞車完全放開的話，亦即將老化血液中的有害物質完全排除，那麼踩一下油們，車子就會往前跑，也就是加入一點有益的物質，器官功能就會快速改善的意思。

　　老血有毒的重大發現，不但解釋了異時共生連體實驗為什麼無法藉由單純輸入年輕人血液來臨床化之外，也開啟了讓異時共生實驗在臨床上變得可行的里程碑！

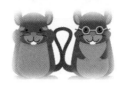

16.異時共生療程怎麼做？

　　有了老血有毒的全新認知以後，各國從事異時共生的科學家紛紛據此重新設計他們的研究方向與實驗方法，各自展現他們的強項，研究如何改善不同老化器官的功能。蘭多教授的團隊主要專注於肌肉的再生，懷斯科雷（Wyss-Coray）的團隊專注在神腦神經的再生及記錄不同年齡的蛋白質體，韋傑斯博士的團隊專注在開發年輕血中單一的有效物質來改善心臟的功能，而康博伊博士的夫妻團隊則專注在量測老年血液中有害蛋白質體對於身體各個老化器官功能的影響。

　　由於大多數的研究者都是科學家而非醫師，所以研究方向仍然偏向於以分子生物學為基礎的異時共生研究。

　　在臨床方面，主要的推動者只有多布裡‧柯依匹諾夫醫師（Dobri Kiprov）及潘扶適醫師。柯依匹諾夫醫師主張利用現有的血漿置換機（Plasmapheresis Machine）來排除有毒物質，並以現有的血清白蛋白及免疫球蛋白作為有益補充物質。

　　潘扶適醫師雖然同意柯依匹諾夫醫師的看法，但是為了慎重起見，認為應該先將之前建立的抗老化模型加以修改，加入老血有毒的因素【圖045】，然後以這個正確的模型來解釋過去為什麼幹細胞移植和幹細胞激活都無法逆轉

老化的原因；最後才據此建立新的臨床療程。

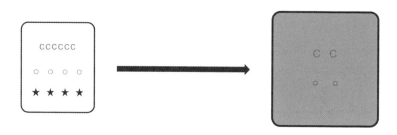

圖 045：新老化模型。用以解釋過去為什麼幹細胞移植和
幹細胞激活都無法逆轉老化的原因。

　　潘扶適醫師利用新的模型來檢視為什麼幹細胞移植無
法產生全身性的抗老。除了肺部過濾問題以外；由於黏附
在肺部組織的幹細胞，在植入人體前是在實驗室乾淨的環
境下所培養出來的，所以當它從靜脈進入含有毒素的老血
裡面時，存活率很低【圖 046】。

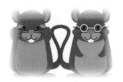

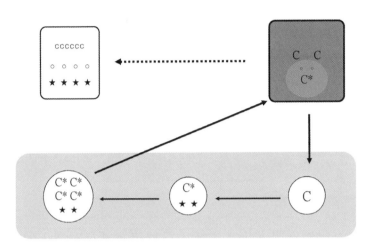

圖 046：幹細胞移植在植入人體前，是在實驗室乾淨的環境下培養出來，從靜脈進入人體後，含有毒素的老血會造成大部分植入的幹細胞死亡。

　　有的醫師認為在客戶經過一些排毒療程以後再植入幹細胞就可以得到比較好的效果；殊不知，排毒以後，就算植入幹細胞的存活率可以提高，但是仍然缺乏能夠激活幹細胞的細胞因子，植入的幹細胞還是會進入休眠的狀態，沒有辦法發揮修復的功能【圖 047】。

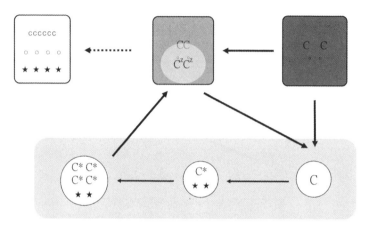

圖 047：如果先經過排毒再植入幹細胞，可提高植入幹細胞的存活率，但因缺乏激活幹細胞的細胞因子，沒有辦法發揮修復功能。

　　潘扶適醫師借助他化學物理的背景，經過反覆計算及推敲，終於成功的重新設計及規劃出有效的異時共生療程。

　　他將新的異時共生實驗拆解為三部分【圖 048】，第一部份（A）是排除有害的物質，第二部分（B）是補充有益的物質，第三部分（C）則是量測客戶體內既有幹細胞的數目，再適度補充數量不足的幹細胞；上述三個步驟必須按次序執行，否則無法真正模擬或達到連體異時共生的效果。

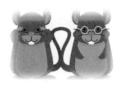

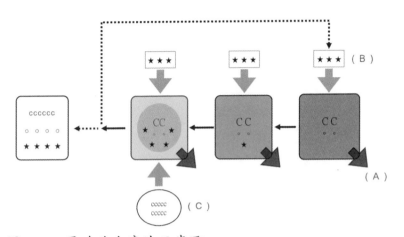

圖 048：異時共生療法三步驟。
潘扶適醫師提出的異時共生療法，分為排除有害的物質，
補充有益的物質，及適度補充微量的幹細胞等三部分，缺
一不可。

　　如果把人體當作一個水族箱，雖然裡面配備有簡單的
換氣及過濾裝置，執行日常水質維護工作；但是長期下來，
如果從來不換水的話，水中總會累積一些無法排除的蛋白
質分子，逐漸形成有害的生物膜（Biomembrane）或有毒
的蛋白質團塊（Protein Aggregates），魚群也不會健康。
　　如果要增加魚缸裡面魚群的數目，必須先排除部分的
污染水份，然後補充一些清潔水及養分，再將健康魚群放
入水箱中。這個「養魚必先養水」的概念【圖 049】，與潘
醫師規劃的「養生必先養血（清）」臨床異時共生療程理念
有極大的相似性。

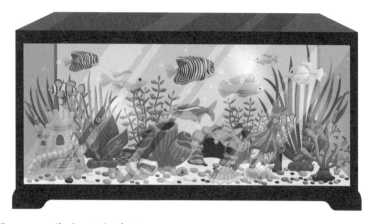

圖 049：養魚必先養水。

異時共生 100 年來發展的概念,「養生必先養血」就如同「養魚必先養水」的概念如出一轍。

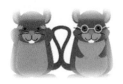

17.如何排毒？

　　異時共生療法有三個步驟，第一個步驟是減少老化血中對幹細胞有害的物質，第二個步驟是增加年輕血液中對幹細胞有益的物質，最後是根據檢查結果（大多為 80 歲以上的患者）輸入少量的幹細胞【圖050】。

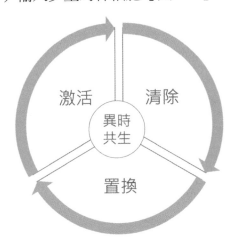

圖 050：異時共生療法三步驟的概念。
異時共生療法第一步驟是減少老化血中對幹細胞有害的物質，第二步驟是增加年輕血液中對幹細胞有益的物質，最後是輸入具有調節功能的年輕幹細胞。

　　啟動異時共生流程的關鍵第一步是：減少老化血中有

害的蛋白質。

雖然排除老化血液毒素對於異時共生的重要性，一直到 2016 年才被康博伊博士博士發現，但是排毒的概念在傳統醫學及現代醫學中，都不是一個新的觀念。

排毒機制包括三部分【圖 051】：第一部份是減少有毒物質如何進入人體。第二部分是增加人體肝臟分解對人體有害的物質的效率。第三部分是加速人體將肝臟處理過的殘餘物質排出體外。

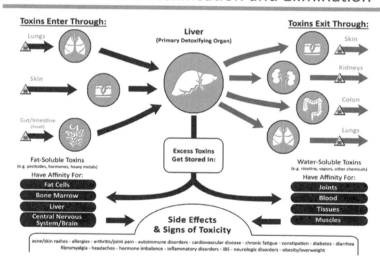

圖 051：人體毒素的代謝過程。

毒素經由呼吸（肺）、皮膚（毛細孔）及飲食（腸道）傳送到肝臟，處理後再經由皮膚、尿液、排便及呼吸將毒素送出。無法代謝的毒素則會儲存在各個器官及血液中。

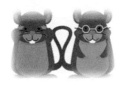

圖片來源：
http://www.santannaturalmedicine.com/2015/03/03/spring-cleaning-a-guide-to-detoxification/

　　人體體內有毒的物質大部分是經由肺部，皮膚或消化系統進入人體；由肺部進入人體的就是與空氣污染有關的物質，包括：PM2.5 微粒或二氧化硫等有毒氣體；從皮膚進入人體的有害物質，包括：強烈陽光所產生的自由基、不小心接觸的化學物品，還有品質不良的化妝及保養品；從胃腸吸收進入人體的則有重金屬，塑化物、添加物等。

　　這些有害的物質進入人體，就會逐漸滲透入微血管，然後經由血液循環被帶到專門處理有毒物質的肝臟，在肝臟有各種的酵素能將這些有毒的物質分解代謝成各種化學分子，然後再透過腎臟、皮膚、大腸，還有肺臟，排出體外。

　　在正常情況下，有毒物質進入人體經過肝臟處理後，能夠全部被排除，但是隨著年齡漸漸增長，不良的生活習慣使得進入身體的有毒物質逐漸增加，而代謝有毒物質的肝臟功能及排除毒物的腎臟、大腸，肺部以及皮膚功能都逐漸的降低，因此造成有毒物質囤積在體內，影響身體裡面各種器官的正常功能。

　　有毒的物質可以分為兩大類，第一類是屬於容易溶解在脂肪的有毒物質，例如：殺蟲劑，農藥殘餘物，荷爾蒙等，這些物質也比較容易沉澱在脂肪細胞、骨髓細胞、肝臟，還有中央神經系統。

　　第二類的有毒物質屬於水溶性的有毒物質，例如尼古丁、有毒氣體，其他的化學物質；這類水溶性的物質容易累積在關節，結締組織、肌肉，還有血液裡面。

　　等到這些組織裡面的有毒物質累積到了一定程度，自然就會產生副作用，這些副作用逐漸惡化，就會產生疾病；例如：過敏，關節炎、心臟血管疾病、自體免疫，荷爾蒙不平衡，皮膚暗沉，還有肥胖及神經系統的退化性疾病。

　　排毒對維持身體健康有非常重要的地位，傳統醫學針對排毒有許多的著墨，從民俗療法中的按摩及拔罐技術，到可以排出腸胃毒素的各種天然或釀製酵素等等，實在不勝枚舉。針對血液中的毒素，則有排重金屬的螯合療法、血漿置換術、洗腎等技術。近年來，還有利用冥想來排除中央神經系統毒素的心理治療等等。

　　由於異時共生首要步驟是必須排除血液裡會抑制幹細胞正常功能的蛋白質，所以需要針對血液的排毒方法。

　　傳統的血液排毒療法有兩個，第一種比較簡單，就是所謂的螯合療法（Chelation Therapy），採用的是一種叫做乙二胺四乙酸（EDTA，Ethylene-Diamine-Tetra-Acetic Acid）的化學藥品，它帶有兩個負電，可以與帶有兩個正電的重金屬以離子鍵連結在一起【圖 052】，再經由腎臟排出。臨床研究顯示，螯合療法可以排除重金屬，也可以藉此促進血管內皮細胞的增生。可惜的是，螯合療法在注射的時候容易造成血管的灼熱感，所以治療過程必須非常緩慢。而且，如果要看到效果，必須進行至少數十次的療程；由於 1 次療程大約需要 1~2 萬元，一個療程下來動輒就是幾十

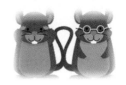

萬元，所以這個療程的接受度並不太高。

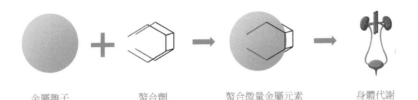

金屬離子　　　　螯合劑　　　　螯合微量金屬元素　　　身體代謝

圖 052：EDTA 療法簡圖。
臨床研究顯示，EDTA 療法可以排除重金屬，也可以藉此
促進血管內皮細胞的增生。

　　第二種血液排毒的方法就是血液置換術
（Plasmapheresis），也就是所謂的洗血。它是透過一台機
器，首先將血液從身體裡面抽出來；再將血球和血漿分開
（血球部分回輸入體內）；然後以離心或滲透膜過濾的方法
將特定分子量的化學物質分離出來，並排出體外【圖 053】。

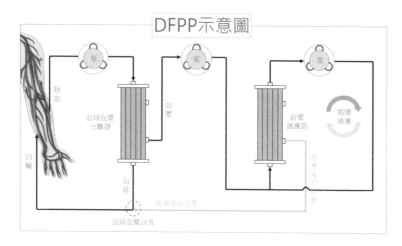

圖 053：血液置換術簡圖。

血液置換術（Plasma Pheresis），也就是所謂的洗血。透過滲透膜過濾方法濾除大分子量的物質，如膽固醇、三酸甘油脂等。過濾後血液再輸回體內。

　　第三種排出血中有害物質的方法，就是將少部分的血液從人體裡面抽出來，然後在無菌狀態下過濾或者注入臭氧（Ozone），將裡面有害的自由基物質排除後，再回輸體內。

　　這一種排出血中毒素的方法雖然快速，但是每次只能處理 300 毫升到 500 毫升的血液，而且要花費上萬元台幣，所以如果要處理全身的血液，費用就會變得非常高，加上將血液在體外處理，無法避免操作人員的失誤和感染的風險；目前只在中國大陸比較普遍。

　　最後一種排除血中毒素的方法，也是最簡單有效而且

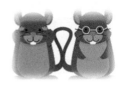

便宜的方法，那就是放血（Phlebotomy）。每個人體內的血液大致是體重的 7.5%，也就是說，如果是一個 65 公斤的人，他人體裡面血液的總量大約是 5000 毫升或 5 公斤左右。在正常的情況下，每一人體的血液 40%是血球，60%才是血漿，所以一個 65 公斤的人大概只有 3000 毫升的血清。這也就是每次捐血的時候，男生會限制在 500 毫升以內，而女生會限制在 250 毫升以內的原因。如果以 150cc 來計算，每次放血就能完整排除人體大大小小所有毒素的 3%。

這個方法既簡單又快速有效，而且幾乎沒有任何費用，除了可以快速有效地排除血中所有的毒素以外，放血能刺激骨髓裡面造血和間質幹細胞的活力及減少血中鐵元素的濃度。德國最新的一項大規模人體研究顯示，人體體內如果累積過多的鐵原子，會造成壽命的減少，證實放血是一個安全簡單有效而且一舉多得的排毒方法。

18.年輕血中對幹細胞有益的蛋白質哪裡來？

　　排除了老化血中幹細胞有害的蛋白質之後，異時共生的第二步就是補充年輕血中對幹細胞有益的物質。

　　但是這些對幹細胞有益的物質要從哪裡來呢？

　　為了要將異時共生臨床化，年輕血液的來源是最大的障礙。

　　在動物實驗方面，卡雷爾博士最早是利用一老一少的連體手術，讓老動物藉由建立共用的微血管循環系統，與年輕動物交換血液，來達到逆轉老化器官功能的目的；這個方法也在實驗室裡面一直被應用到現在。

　　由於人不能連體，所以臨床上年輕血液的來源不外乎下列四種，第一種是自己年輕時候儲存下來的血液（自體），第二種是別人的血液（異體），第三種則是動物的血液（異種），最後一種是化學合成的血液（人造）。

　　可惜的是，除了自己年輕時候儲存下來的血液以外，採用別人或動物的血液都會有排斥及感染的風險，而化學合成血液雖然一直是科學家努力的一個項目，但是至今仍然無法達成。

　　幸好經過仔細分析以後，血液中所含的有益於幹細胞成分，應該是存在於血漿中的蛋白質，因此我們進行臨床

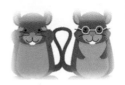

異時共生的時候，可將會產生排斥反應的血球先用離心的方法分離；再採用巴士德滅菌法來處理有感染風險的剩餘血漿；如此一來，造成傳染病的細菌和病毒可以大部分排除。

　　簡而言之，如果採用年輕的血漿來替代年輕血液的話，採用年輕血液的排斥風險可以完全排除，而感染機率也是很低的。

19.年輕血漿又要從哪裡來呢？

自己的血清

　　客戶可以在年輕的時候就將血液儲存起來，等過了 50 歲以後再進行回輸。由於異時共生的概念在 2005 年以後才開始獲得重視，就算是為了追求長生不老而不擇手段的現代富豪，也應該沒有儲存自己的年輕血清。而且，血液儲存多年以後，活性也會衰退；加上儲存的費用不斐，所以並不是一個好的方法。

別人的血清

　　如果我們採用別人的血清，最容易取得的應該是血庫裡面其他成人的血清，但是從 2016 年史丹佛大學的研究發現，老化的血液其實含有會抑制器官功能的毒素，除非你可以從家人找到或向血庫指定年輕的捐血者，否則貿然輸入血庫裡面的血漿，萬一捐贈者的年齡太大或有不良生活習慣的話，反而有加速器官老化的風險。

　　由於各國法規的不同，在美國捐血年齡是 18 歲以上[6]，而且可以指定年齡，有公司看到這個商機，所以成立公

---

[6] 各國捐血年齡最低限制，香港、日本、新加坡、紐西蘭與美國大多地區等為 16 歲；中華民國、澳門與加拿大等為 17 歲；澳洲、德國、法國、愛爾蘭、荷蘭、瑞士、奧地利、大陸等為 18 歲。

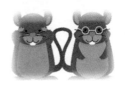

司來設立輸血中心，招募需要賺取學費的大學生賣血，然後定期讓有錢客戶接受輸血。

雖然大學生所捐贈的血液是經過配對的，所以不會有排斥的風險；大學生的血液也經過各種傳染病病原的檢驗，可是類似愛滋病等疾病的病毒，潛伏期可以長達半年，所以感染的風險並不能完全排除。

當然我們可以考慮採用比大學生更年輕的青少年血清，但是青少年血清在大多數的國家都不能合法取得，所以來源有限，而且價格很高。

至於嬰兒或新生兒的血清當然就更難取得。尤其是嬰兒或新生兒的體重只有三至四公斤，換算出來整體的血量最多也就只有一兩百毫升，每次只能採集不到十毫升的血液；如果採用他們的血清，那麼進行一次的異時共生就需要幾十個幼兒作為捐贈者，這在現代社會根本是天方夜譚。

動物的血清

動物的血清沒有供應或年齡的問題，如果動物的血球經過離心分離，而且剩下來的血漿也經過巴斯德滅菌法的處理的話，也沒有所謂排斥與細菌或病毒感染的問題，所以看似不錯的選擇。

可惜的是，跟人類大小相當的動物都有一種叫做朊毒體（Prion）的傳染病【圖 054】，這種疾病並非有細菌或病毒所造成，而是有一種非常特殊的蛋白質所形成，它能夠

https://zh.wikipedia.org/wiki/%E7%8C%AE%E8%A1%80
https://www.tma.tw/ltk/107620806.pdf

複製而且具有感染能力;而且致死率是 100%!

　　由於目前並沒有辦法檢測,唯一確診的方法是在病人生病死亡以後,進行腦部的病理切片。

　　這種疾病就是俗稱的狂牛症,同樣形式的疾病在羊、豬、馬、鹿身上都會發生[7],唯一排除的方法是高溫消毒,但是高溫消毒以後,血漿裡對幹細胞有益的物質,則會被完全破壞也不會產生任何效果。

　　所以,雖然動物的血漿看似不錯的選擇,但是在臨床上不但法規不允許,在安全上也有極大的考量,至今沒有科技公司或醫院診所從事這方面的臨床工作。

---

[7] 狂牛症或牛腦海綿狀病變(英語:Bovine spongiform encephalopathy,縮寫:BSE),是由傳染因子引起,屬於牛的一種神經系統傳染性疾病,該病的主要特徵是牛腦發生海綿狀病變,並伴隨大腦功能退化,臨床表現為神經錯亂、運動失調、痴呆和死亡。這種疾病據信是由於普里昂(prion)引起的,普里昂只是一個蛋白質,生物體內免疫機制無法區分它和一般蛋白質的差異,又會累積在生物體內,累積多了就會發病。類似的病還有羊搔癢症、狂鹿症、人類的庫賈氏病等等。
https://zh.wikipedia.org/wiki/%E7%89%9B%E8%85%A6%E6%B5%B7%E7%B6%BF%E7%8B%80%E7%97%85%E8%AE%8A

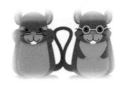

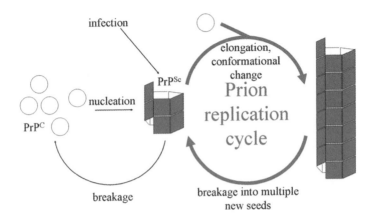

圖 054：動物的血清可能有一種叫做朊毒體（Prion）的疾病，這種疾病在牛的身上就是俗稱的狂牛症，同樣形式的疾病在羊、豬、馬、鹿身上都會發生。

圖片來源：wikiwand.com

20.為什麼 Ambrosia 的療程沒效？

　　老化的動物透過手術與年輕的動物連體，老化器官的功能就能逆轉；由於人類不能連體，所以許多醫師都直覺地想到，利用輸入年輕人血液來將它臨床化。

　　雖然亞洲國家幾千年來一直存在著當權者或修道者，利用年輕血清來保持年輕狀態的傳聞；歐美國家吸血鬼藉由吸取年輕血液來獲得不死之身的傳言也有幾百年歷史；但是文獻上一直沒有人將之加以整理發表。

　　一直到 2014 年才有丹佛大學的懷斯科雷博士正式提出間歇性異時共生的實驗，也讓間歇性臨床異時共生的作法正式浮上檯面。

　　在所有希望將異時共生臨床化的醫師與科學家裡，最具有創業精神的人，應該是史丹福大學畢業的傑西・卡爾瑪金（Jesse Karmazin）。他是史丹佛大學醫學院的一位學生，他在醫學院上課的時候，聽到了異時共生相關的實驗，直覺感到這是龐大的商機。秉持著史丹佛大學創新創業的傳統，他就模仿比爾蓋茨、賈伯斯一樣的創業精神，在醫學院畢業以後，立即成立了一家叫做 Ambrosia 的生技公司，專門提供有錢人輸入年輕血液的療程。

　　Ambrosia 公司設立於 2016 年，主要的工作就是幫助矽谷的富豪尋找願意捐血的大學生，他們首先將富豪客戶

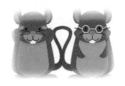

與招募來的健康大學生進行血型配對檢查及傳染病檢測，
如果健康的話，Ambrosia 就以每公升 8000 美元的代價將
大學生的血液銷售給這群富豪，並安排他們到合作診所接
受輸血治療【圖 055】。

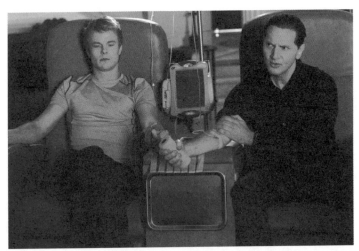

圖 055：以付費配對的方式，獲取大學生的血液，並進行
輸血治療。圖為美劇 Silicon Valley 中 Gavin Belson 在接受換
血治療。
圖片來源：（來源：medcitynews.com）

　　由於從捐血中心買血來診所輸血，在美國是一個合法
的醫療商業模式，所以不需要 FDA 的批准，因此 Ambrosia
公司成立之後，各國的主要媒體均以大篇幅報導，矽谷及
全球各地的富豪也都趨之若鶩。公司快速發展並成功募集
第一期及第二期的資金，準備在全美各地設立 20 個利用

輸入大學生血液來逆轉老化的連鎖抗衰老診所。可惜的是，Ambrosia 公司樹大招風，美國 FDA 在 2019 年的 2 月 19 日對這家公司的商業模式提出了警告【圖 056】。Ambrosia 公司為了規避風險就暫時停止營運，但是經過不同管道與 FDA 溝通以後，又在 2020 年重新開幕。

FDA STATEMENT

Statement from FDA Commissioner Scott Gottlieb, M.D., and Director of FDA's Center for Biologics Evaluation and Research Peter Marks, M.D., Ph.D., cautioning consumers against receiving young donor plasma infusions that are promoted as unproven treatment for varying conditions

For Immediate Release:
February 19, 2019
Statement From:
Commissioner of Food and Drugs - Food and Drug Administration
Scott Gottlieb M.D.

圖 056：美國 FDA 在 2019 年 2 月 19 日對於付費配對回輸血液的商業模式提出了警告。
資料來源：美國 FDA

　　Ambrosia 公司的創新抗老商業模式在原本相當平靜的抗衰老醫療界激起了相當大的回響。它最為人所詬病的不是 FDA 所擔心的排斥和感染的問題；它的療程金額也不像幹細胞治療業者那樣的高不可攀；它也沒有造成任何重大醫療疏失或後遺症；FDA 對它提出的警告的主要原因，其實是這種療法在它所宣稱的療效上缺乏足夠的證據；也就是效果不明確，容易產生消費糾紛。Ambrosia 公

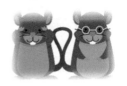

司曾經計畫為此募集更多的資金來進行臨床實驗，希望證明輸入大學生血液是一個安全有效的行為；可惜這個計劃不知道為何無疾而終，平白無故喪失了可能創造出抗衰老產業史上第一個獨角獸企業的機會。

為什麼輸入大學生的血液無法像卡雷爾博士的異時共生實驗一樣顯現明確的逆轉老化功能呢？

為了回答 Ambrosia 療程效果不明確的問題，潘扶適醫師針對所有已經發表的異時共生的論文做深入的分析，他發現雖然所有的異時共生實驗是採都採用一老一少兩隻老鼠的動物模型，但是每個實驗室所採用的年輕老鼠年齡卻不盡相同，實驗結果也不太一樣。被視為異時共生連體實驗標準的蘭多教授團隊採用的是二到三個月的老鼠，但是有的實驗室使用的年輕老鼠年齡則是四或五個月；但沒有實驗室採用大於 6 個月的老老鼠。

潘扶適醫師接著進一步比對老鼠的年齡與人類的年齡。他採用全世界主要老鼠供應商傑克森實驗室（Jackson Laboratory）專屬的資料庫，比對出兩個月的老鼠相對於人類大約是 12 歲左右，而三個月的老鼠相對於人類則是 17-18 歲，6 個月的老鼠則是相當於 20 歲的年輕人【圖057】。換言之，蘭多博士異時共生連體動物實驗之所以有效，是因為他使用的是青春期的老鼠；而 Ambrosia 公司所採用的大學生血液雖然安全合法，但是已經超過青春期年齡的上限，效果因而不明確。

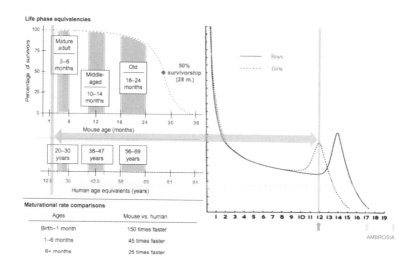

圖 057：老鼠與人類年齡的比較。

潘扶適醫師研究發現，Alexis Carrel 博士異時共生動物實驗所用的年輕老鼠，換算人類年齡約是青少年時期 12-15 歲左右。

圖片來源：

https://www.jax.org/news-and-insights/jax-blog/2017/november/when-are-mice-considered-old

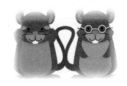

21.金邊血清為什麼不可行？

為了落實全身性逆轉老化這個千古的難題，潘扶適醫師決定到開發中國家尋找青少年的血液，希望透過間歇輸入青春期的血清來模擬連體異時共生的效果。

由於柬埔塞是全世界平均年齡最低的國家之一，而且距離亞洲大部分地區只有三個小時的飛行時間，方便跨國冷藏運送難以取得的青春期血清；加上柬埔塞政府為了促進國際旅遊，提供全世界各國訪客方便的落地簽證服務；成為潘醫師取得天然青少年血液的首選。

2016 年的六月潘扶適醫師在長住在金邊（柬埔賽的首都）的友人協助下首次拜訪了金邊，瞭解到當地對於捐血年齡的規範；被告知並無嚴格限制之後，就在金邊的地標 Hotel Cambodian 設立了一家叫做 Bio-US 的生物科技公司，開始採取當地青少年的血液。在成功的取得數十份樣品後，潘醫師立即聯絡各地的抗衰老客戶；但是當客戶得知血液的來源的時候，卻因為安全的顧慮而無法接受，所以只能將這些得來不易的青春期血液作為研究使用。

22.人造血清呢？

　　由於異時共生是現代抗老醫學唯一被證實可以快速逆
轉老化的方式，然而不管是使用自體、異體或異種的血液
或血清，目前並沒有臨床試驗顯示實際上的效果。

　　就有科學家開始想到，雖然人造血液的技術至今仍然
不成熟，但是利用 DNA 或 RNA 的重組來生產蛋白質
（Recombinant Protein）的生物科技已經相當普遍；如果
蛋白質分析技術的價錢能夠降低的話，就能針對年輕血清
中所有的蛋白質進行分析，從中找到特有的蛋白質成份，
再利用基因重組蛋白質合成技術來大量製造，作為臨床異
時共生療程所用的生物製劑。

　　最早採取這個做法的科學家是哈佛大學的韋傑斯博士
教授，她的實驗室在 2011 年成功地從年輕老鼠的血液中，
分離出一個叫做 GDF-11 的蛋白質，並且開始利用這個重
組的生長因子進行各種實驗；雖然動物實驗成功，臨床實
驗也證實安全無慮，但是人體實驗效果卻都不明確。

　　由於人類血清中的蛋白質種類接近萬種，所以能夠從
中找到年輕血中特有的物質非常不容易。雖然這些年輕血
液中特殊蛋白質的數目可能沒有很多，但是類似 GDF-11
等合成蛋白質的價格非常昂貴（1 毫克要美金 $34,000，
大約台幣 100 萬元）；所以每次治療如果補充三到四個蛋

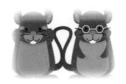

白質就要花費美金 15 萬元以上。加上這些蛋白質具有半衰期，所以需要按時補充，如此一來每年就要花費大概美金數百萬元來抗衰老！因此，這種百分之百利用生物技術來合成年輕血中特有的蛋白質的模式，在價位上目前不容易被市場所接受，也不易推廣。如果想要進行類似開發新藥的臨床實驗來證明它的效果，更需要超級龐大的資金，也因此難以進行。

　　來自瑞士的懷斯科雷是史丹佛大學醫學院神經內科的一位教授，曾經和藍多康博伊博士合作，他跟韋傑斯博士一樣想要找到年輕血液中特有的蛋白質，所以利用先進的蛋白質體分析技術進行一個頗具野心的大型研究計劃。

　　他的研究團隊針對 100 位 20 歲到 95 歲的自願者採取血液，並針對 1000 個常見的蛋白質進行定量分析及統計學研究，希望找到年齡與各個蛋白質之間的關連。結果發現：雖然血液中蛋白質種類非常多，但是基本上，蛋白質與年齡的關聯只有四種模式【圖 058】。

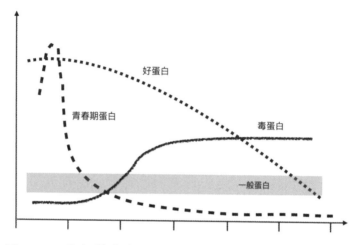

圖 058：蛋白質與年齡關聯的四種模式。
研究結果發現，雖然蛋白質的種類非常多，但是基本上，
蛋白質與年齡的關聯只有四種模式。

　　首先，血液中大部分的蛋白質（一般蛋白）在老少血
清中的濃度其實相去不遠，簡單的來說，這一類蛋白質是
負責日常工作所需的蛋白質，也與老化沒有直接的關係。
　　其次，是可以抑制細胞的蛋白質（毒蛋白）。這種蛋白
質在血液中的濃度大約都從 18 到 20 歲時開始增加，因此
看起來是跟生活習慣有關；到了 50 歲以後，人體細胞老
化排毒效果降低，這種抑制型的蛋白質也以更快的速度增
加。
　　第三種細胞蛋白（好蛋白）是從年輕時候隨著年齡的
增加而呈現降低，這代表的是維持年輕細胞活力及身體發
育所需要的蛋白質。

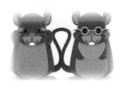

　　第四種細胞蛋白就是青春期蛋白質（青春期蛋白），它們自成一個特殊的群組，數目最少。為了因應身體快速的修復及生長所需；這種蛋白質在青春期的時候，濃度非常的高，然而這種蛋白質在 17 歲以後就快速下降，到了 20 歲以後在血中的濃度就已經不容易偵測到。

　　由於青少年的血液樣本取得不易，懷斯科雷教授在研究的時候，排除了 15 到 20 歲的血液樣本，而潘扶適醫師在柬埔賽寨金邊剛好蒐集了許多青春期血液，就延續分析了十幾個屬於第三種類型蛋白質，成功找到青春期血清中所有特殊蛋白質的成份及比例。

　　因此，想要模擬異時共生時血清中所發生的改變，基本上我們無需在意大多數蛋白質的調和，我們需要的是降低累積而成的抑制型蛋白，同時補充與年齡成反比的活化型蛋白質，最後還要適度補充青春期蛋白質。

　　用一個 70 歲人的血清為例，如果我們希望將他的血清調和到 20 歲左右，那麼會需要進行下列幾件事情【圖059】：第一，我們必須幫血中的抑制蛋白蛋白從 B 降到 B'，但是在同時我們必須把年輕活化蛋白從 A 增加到 A'，然後補充微量青春期蛋白質（從 C 增加到 C'）。

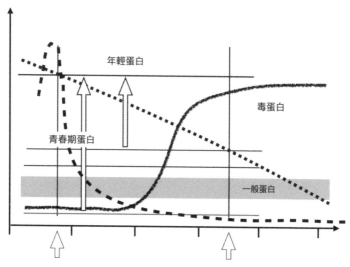

圖 059：70 歲與 20 歲血清中蛋白的比較。
將 70 歲人的血清調和到 20 歲左右，必須讓血中的抑制蛋白從 B 降到 B'，年輕活化蛋白從 A 增加到 A'，青春期蛋白從 C 增加到 C'。

　　同理，如果我們希望將這個病人的血清從 70 歲調和到 15 歲的話，其實大家可以從圖表中看到，跟要調到 20 歲的血液，所需要排除的抑制性蛋白其實差異不大，有關於活性蛋白的補充份量也差不多。
　　但是由於青春期蛋白在 18 歲以後的快速下降，所以要將客戶的血清調成 15 歲血清需要補充大量的青春期蛋白【圖 060】。

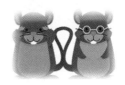

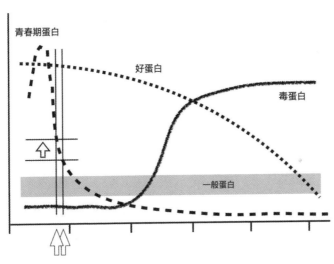

圖 060：70 歲與 15 歲血清中蛋白的比較。
如果將 70 歲人的血清調和到 15 歲左右，需補充比調和到
20 歲更多的青春期蛋白。

　　由於用基因合成的青春期蛋白質非常昂貴，潘扶適醫
師就再度採用懷斯科雷的技術，分析市售各種蛋白質藥品
（如：血清白蛋白，免疫球蛋白等）裡面的蛋白質成分，
開發出一個利用市售蛋白質針劑來調和青春期血清的配
方，並和天然青春期血清以及實驗室平常使用的幹細胞培
養血清，比較它們對各種幹細胞的活性。結果發現這種用
蛋白質針劑調和出來的人造青春期血清，可以達到純天然
青春期血清活性的 85%以上【圖 061】；一舉化解了百年來
讓異時共生無法臨床化的最大障礙，也開啟了間歇性全靜
脈異時共生療程的篇章。【圖 062】

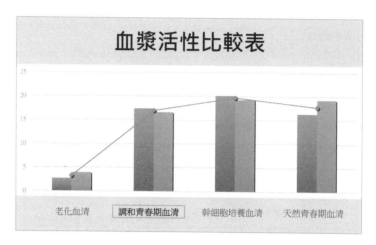

圖061：調和血清與青春期血清的活性比較。
調和的青春期血清的活性是天然青春期血清的85%以上。

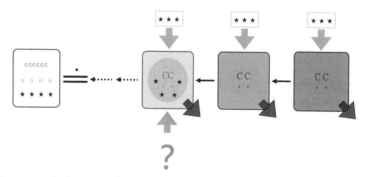

圖062：青春期血清的調和技術，來取代真人青春期血液
的創新做法，開啟了間歇性全靜脈異時共生療程的篇章。

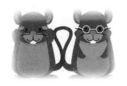

23.幹細胞抗衰老為什麼沒效？

　　解決了臨床異時共生前兩個步驟的問題，亦即排除抑制幹細胞功能的有害蛋白質，合成和補充活化激活幹細胞的有益蛋白質以後，異時共生臨床化的問題就只剩下要移植那種幹細胞和數目多少的問題。

　　骨髓幹細胞在 1960 年代就已經被發現，早期最常見的應用是在血癌病人的治療上使用。由於血癌病人的骨髓裡面有癌細胞，所以用化療將病人血中的癌細胞消滅後，需要再用放射線將病人骨髓裡面殘存的癌細胞清除，然後再移入骨髓幹細胞來重建病人造血的功能。

　　由於血癌的治療是必要性的治療，而且沒有替代方案；據此，雖然骨髓幹細胞移植必須經過精密的配對，過程並不舒適，但是在臨床上的接受度還是相當高。

　　相反地，如果是治療其他非重症的局部性疾病時，大多數的病人都會選擇比較舒適而且便宜的方法，導致骨髓幹細胞在其他領域的應用比較欠缺，導致早期再生醫學進展十分緩慢。直到 1990 年代，才有賓州大學及費城兒童醫院大衛，霍洛維茲醫師（Dr. David Horowitz）將骨髓幹細胞應用在先天性骨骼發育不全（Osteo Imperfecta）的治療和促進顱顏外科顱骨的再生醫學上。

　　千禧年的時候，二次世界大戰之後的嬰兒潮開始進入

老年期（60 歲以上），造成人口結構的快速老化，由於現代醫學欠缺有效治療老化有關退化性疾病的方式，開啟了社會大眾對於幹細胞醫學的重視。

最早期的幹細胞商業模式是臍帶血銀行。它的訴求是：如果出生嬰兒患有罕見疾病或血癌的話，那麼就可以利用自己的臍帶血細胞來進行治療；避免使用異體幹細胞的排斥風險。然而，臍帶血大概只有十幾毫升而已，裡面幹細胞的數目也相當有限，所以在臨床上，除了二到三個月的小嬰兒以外，需要幹細胞治療的小朋友，還是需要混入其他人（異體）的幹細胞，瓦解了自體幹細胞移植的優勢，所以至今臍帶血幹細胞的臨床應用仍然十分有限。

2002 年，洛杉磯大學的馬克・赫德里克（Dr. Marc Hedrick）醫師從脂肪裡面成功分離出間質幹細胞。由於現代人營養充足，大多數人都在身體不同部位囤積有多餘的脂肪，加上抽脂手術在美國是非常普遍的整形手術，而且非常簡單安全，所以從脂肪中萃取間質幹細胞來治療局部性的退化疾病，可以說是一舉兩得，也因此為大多數病人所能夠接受；再加上脂肪間質幹細胞移植是屬於自體細胞移植，政府規範比較不嚴格，在臨床上能被快速推廣，已經被廣泛地使用在關節的軟骨修復，皮膚回春及毛囊再生的領域。[8]

---

[8] 衛生福利部發布「特定醫療技術檢查檢驗醫療儀器施行或使用管理辦法」修正條文（簡稱特管辦法），開放 6 項細胞治療技術，適用對象包括自體免疫細胞治療，用於標準治療無效的癌症病人與實體癌末期病人；自體軟骨細胞移植用於膝關節軟骨缺損；自體脂肪幹細胞移植

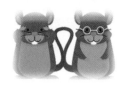

　　脂肪幹細胞被成功的分離出來以後，其他各個領域的醫師也都從他們領域所接觸的組織中，找到相對應的間質幹細胞，例如：婦產科醫師從羊水中分離出羊水幹細胞，牙科醫師可以從拔出的牙齒分離出牙齒幹細胞等等，不勝枚舉。然而針對需要再生醫學治療的局部性退化疾病以及需要全身性抗衰老的中老年人而言，由於脂肪幹細胞的來源充足且取得簡單，仍然是最佳的選擇。

　　脂肪間質幹細胞在治療人體局部退化問題的發展，較之其他種類的幹細胞可以說是一枝獨秀。從事脂肪幹細胞移植的臨床醫生和業者，便以此為基礎希望擴展利用脂肪間質幹細胞的全身性抗衰老業務。

　　可惜脂肪幹細胞在全身性抗老方面的效果並不像局部治療那樣明確。主要原因是想要全身性抗衰老的客人一般多屬於亞健康的狀態，而非重症，所以無法接受逐一器官直接注射的侵入性幹細胞移植，只能接受溫和的幹細胞靜脈回輸。

　　經由靜脈注射進入人體的幹細胞，會回到右心房與右心室，然後被右心室送出到肺臟。由於幹細胞的直徑比一般血液幹細胞大三到五倍【圖 063】，所以絕大多數的間質幹細胞都會被卡在肺臟的微血管，無法散佈到身體裡面其他的器官。

用於大面積燒傷及困難癒合傷口等。引自
https://www.mohw.gov.tw/cp-16-43698-1.html

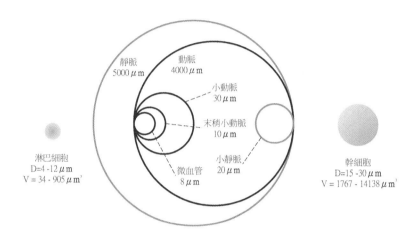

圖 063：幹細胞的體積大於微血管的管徑。
間質幹細胞的體積大約比一般血液幹細胞大 10 倍，直徑
也大於肺臟的微血管孔徑，所以大多數的間質幹細胞都會
被卡在肺臟的微血管。

　　另外一個幹細胞在全身性衰老功能不佳的原因，就是
老化血中具有高濃度抑制幹細胞的物質。實驗室裡面的幹
細胞，是在無塵無菌無毒的狀態下被培養出來的；這些溫
室裡培養出來的幹細胞，被泡在帶有毒性的老化血液裡
面，存活率大幅降低。據此，自體幹細胞靜脈回輸在臨床
上，除了在年輕肺部纖維化患者的治療上有少量成功案例
以外，有關其他器官功能的實驗及臨床研究，大都以失敗
收場。

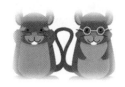

24.為什麼幹細胞移植沒效，還要移植它？

　　幹細胞是人體裡面負責修復的細胞，如果人體裡面有細胞受損而產生一個空位的時候，幹細胞就會啟動分裂的過程，來產生一個前驅細胞，然後分化成組織裡面出缺的細胞。所以早期的幹細胞治療一般是以缺什麼補什麼的觀念，所以大家也就造成一個幹細胞移植的數目越多越好的錯覺。

　　經過幹細胞研究學者超過半世紀的努力，大家對於幹細胞的認知有了長足的進展。駐守在人體裡面各個器官的特定幹細胞（如：心臟幹細胞，肺臟幹細胞，腎臟幹細胞，骨髓中的血球幹細胞等等）也逐一被發現，並在實驗室中被培養出來。

　　至於幹細胞產業最普遍的間質幹細胞，事實上並不是幹細胞。間質幹細胞之父阿諾，卡布蘭（Dr. Arnold Caplan）表示：間質幹細胞在人體裡面時，只是一種黏附在血管壁上的週細胞（Pericyte）。這種細胞在體內負責分泌各種調節細胞活動的因子，來調節免疫的功能及協調體內細胞之間的工作。

　　雖然科學家在實驗室可以利用不同細胞因子及支架，誘導間質幹細胞分化成不同種類的成體細胞；但是這些間

質幹細胞被注射進入人體以後，會利用一種叫做細胞爬行
的模式，慢慢爬行到血管的外壁成為週細胞【圖 064】，然
後在那個地方藉由分泌各種不同的細胞因子到血液裡面，
再循環到全身各處【圖 065】，來影響遠端各個器官的功
能；而不是自己直接分裂來修復組織及器官。

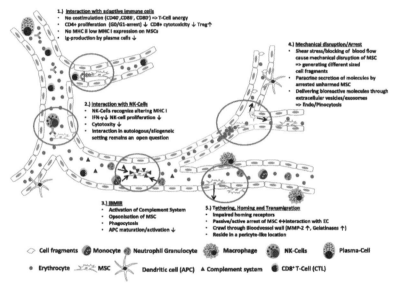

圖 064：間質幹細胞成為週細胞的模式。
體外培養的間質幹細胞被注入靜脈以後，會利用一種叫做
細胞爬行的模式，慢慢爬行到血管的外壁。
圖片來源：https://doi.org/10.1186/s13287-015-0271-2

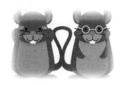

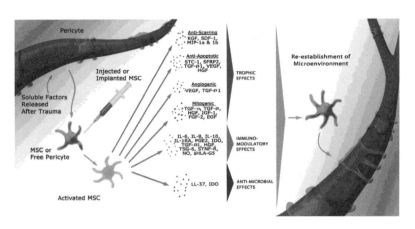

圖 065：週細胞的功能。
間質幹細胞爬行到血管的外壁後，會藉由分泌各種不同的
細胞因子，來影響遠端各個器官的功能。
圖片來源：https://doi.org/10.1038/emm.2013.94

　　換言之，這種在實驗室裡面培養的間質幹細胞植入人
體以後，雖然不能直接分化成受損組織或器官的出缺細
胞，但是可以分泌各種細胞因子來微調身體的功能【圖
066】。傳統間質幹細胞藉由分化來修復受損組織的觀念，
也被修正成注入間質幹細胞以後，它會藉由分泌不同的細
胞因子，來啟動駐守在受損部位附近的幹細胞來發揮修復
功能的新觀念。

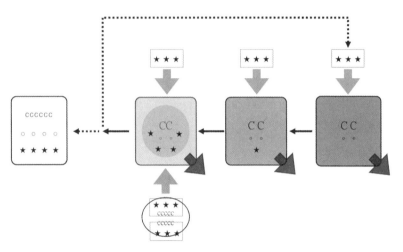

圖 066：間質幹細胞修復的功能。

在體外培養的間質幹細胞植入人體以後，雖不能直接分化成受損組織或器官的出缺細胞，但可以分泌各種細胞因子來微調身體的功能。

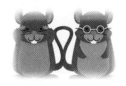

25.幹細胞要植入多少最有效？

　　由於間質幹細胞在注入人體裡以後，成為調節人體幹細胞功能的指揮官。所以就像在戰場上不需要太多指揮官一樣；植入幹細胞的數量越多，反而會造成指揮系統的混淆，以至效果不彰。臨床上，只要少量的間質幹細胞，駐守在做為指揮中心的肺部，就能指揮全身其他部位器官裡面的幹細胞修復受損的組織，達到逆轉老化器官功能的目的。

　　一百年來，經過許多科學家及醫師努力，卡雷爾博士博士的連體異時共生，終於由潘扶適醫師集其大成規劃出一個臨床上可行的方案。只要排除血中抑制性物質和補充能夠激活幹細胞的有益物質，就可以將人體裡面血清的狀態，調理成適合幹細胞生存的環境，重新激活駐守在各個器官裡面休眠的幹細胞，修復受損組織及逆轉老化器官的功能；最後，還可以經由靜脈注射微量的間質幹細胞到體內，讓它們駐守在肺部，感應血中成份的變化，隨時分泌細胞因子來優化體內的環境及微觀調控免疫反應，讓身體裡面的環境達到青春期時候的狀態。

26.自噬反應是什麼？

　　就像在經濟學上有所謂的總體經濟學以及個體經濟學一樣；生理學（Physiology）探討的是人類整體的現象，而分子生物學（Molecular Biology）或細胞生物學（Cell Biology）探討的則是細胞內部所發生的事情。

　　在詹姆士・華生（James Watson）與法朗西斯・克裡克（Francis Crick）兩位在 1957 年確定了 DNA 模型之前，由於分子生物學還未萌芽，所以大部分的醫學研究都是以生理學為基礎；DNA 結構及相關機轉確定了以後，細胞分子生物學蓬勃發展，讓人類得以對於人體細胞如何在分子層面上運作有了深入的瞭解。

　　卡雷爾博士的研究是藉由把一老一少兩隻老鼠利用手術連體，來研究有關於老化的宏觀現象；卡雷爾博士於 1944 年過世後的第二年，有一位叫做大隅良典教授（Yoshinori Ohsumi）的學者在日本出生，這位學者在 2016 年也就是卡雷爾博士獲獎 104 年以後，也因為利用分子生物學來探討異時共生如何逆轉細胞老化的自噬反應微觀機轉，獲得諾貝爾生理及醫學獎【圖 067】。

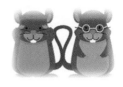

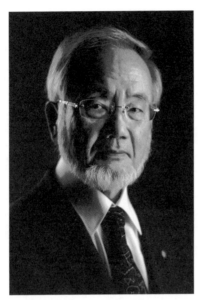

圖 067：2016 年諾貝爾生理及醫學獎得主大隅良典博士
（Osumi Yoshinori）。
圖片來源：nobelprize.org

　　自噬反應是一個進化保守的自然機轉，它是身體裡面
一個將蛋白質合成時，摺疊失敗的蛋白質或細胞裡面破損
的細胞器，加以分解以後，再重新利用的機制。由於它是
人體裡面營養缺乏時的一個生存辦法，所以在進化論裡面
是一個多數生物（不管進化程度）都共有的重要生命機制。
　　細胞在營養豐富的環境下，會不斷地吸收養分，擴展
機能；但在飢餓的環境下，細胞內部則會啟動自噬反應。
細胞會從分離一段內質網開始，然後會將破碎的細胞器和
蛋白質生產過程中產生的不良品包裹在一起，再跟溶解酶

結合，將這些細胞的廢棄物加以溶解；所產生的物質則被用來重新生產健康的細胞器及蛋白質【圖068】。

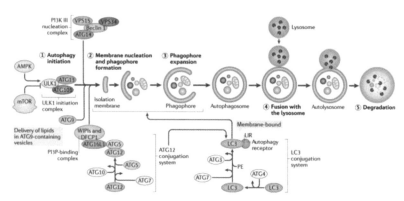

圖068：細胞啟動自噬反應的過程。

細胞在飢餓的環境下，細胞內部則會啟動自噬反應。細胞會將細胞的廢棄物加以溶解，所產生的物質則被用來重新生產健康的細胞器及蛋白質。

圖片來源：https://doi.org/10.1038/s41580-018-0033-y

　　簡單來說，自噬反應就是細胞裡面天然的廢棄物回收過程。如果自噬反應進行得越好，細胞裡面殘存的不良物質就會越少，也就越健康，而細胞越健康，人體的器官就會越健康。因此，自噬反應是人類對抗老化最重要的一個分子機制。

　　由於自噬反應與人體的老化有密切的關係，近年來大多的抗衰老分子生物研究都與如何調控自噬反應有關。自噬反應的調控機制有三個【圖069】：首先 AMPK-ULK1

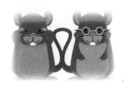

（AMPK: AMP-activated protein kinase，單磷酸腺苷活化蛋白質激酶；ULK: Unc-51 like autophagy activating kinase，Unc-51 樣自噬啟用激酶）是一個刺激自噬反應的機制；第二個叫做雷帕黴素靶蛋白的分子通路 mTOR，則是抑制自噬反應的機制；最後的調控其實叫做 mTORC1, 它跟雷帕黴素靶蛋白一樣，也是一個抑制自噬反應的分子通路。

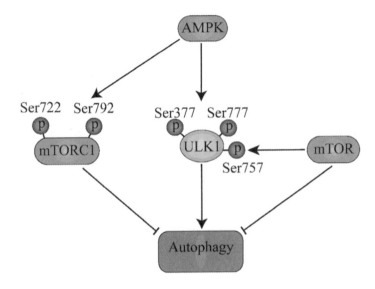

圖 069：自噬反應的調控機制的三個分子通路。
圖片來源：https://doi.org/10.3390/biom9100530

　　舉例來說，由於 AMPK 是一個加速自噬反應的機制，所以如果有藥品能夠啟動 AMPK，那麼就會產生抗老化的效果。反之，雷帕黴素靶蛋白是一個抑制自噬反應的調控通道，就像是自噬反應的一個煞車，如果雷帕黴素靶蛋白

這個煞車受到抑制的話，就像煞車產生鬆動，自噬反應就會啟動。

斷食和異時共生會啟動自噬反應【圖070】。

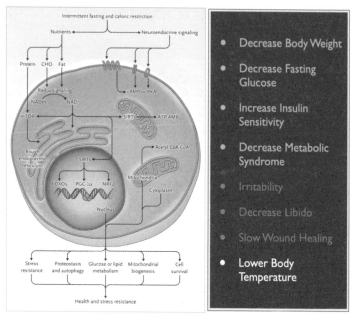

圖070：斷食和異時共生會啟動自噬反應。
圖片來源：https://doi.org/10.1056/NEJMra1905136

在 1930 年代，就有科學家發現如果讓實驗室的動物挨餓的話，牠們的平均壽命會比較長而且比較不會生病。一般來說，如果將實驗室的小鼠或大鼠的食物減少 30%到 60%的話，動物的最長壽命也會以同樣的比例增加。有趣的是，如果讓老鼠保持正常的食量，然後刺激它們運動來

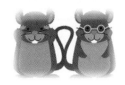

避免肥胖的話，牠們的平均壽命雖然同樣也會延長，但是最長壽命卻不會增加。這些結果代表利用斷食療法比依靠運動來延長壽命的效果要好很多。

早期科學家認為斷食可以延長壽命的原因，是食物裡面所含有的自由基會隨著攝取熱量降低而減少，所以對於組織受損或老化的速度會變慢。後來有科學家注意到那些被迫減少熱量攝取的老鼠會在三到四個小時內把當天的食物都吃完，換言之他們會有 20 個小時左右的時間沒有食物可以進食，這個時候它們體內的熱量來源就會由平常以葡萄糖為主的方式，轉換為酮類為主的新陳代謝模式。科學家進一步發現在正常餵食的情況下，動物會不斷地生長，然後在斷食的狀態下，細胞會自然地啟動自噬反應來對抗氧化，改善葡萄糖的代謝，增加抗壓性，以及減低各種發炎反應。

在脂肪氨基酸葡萄糖及胰島素的狀態下，細胞會抑制生長荷爾蒙有關的雷帕黴素靶蛋白路徑，一方面減少蛋白質的合成，另一方面同時啟動回收不良蛋白質的機制。

為了瞭解異時共生能夠有效逆轉老化的現象，許多的科學家也用分子生物學的實驗來解析異時共生實驗的機轉，結果顯示，注射過年輕血漿的動物組織和器官裡面細胞的自噬反應，會透過 mTORC1 的分子通路來被啟動【圖071】。

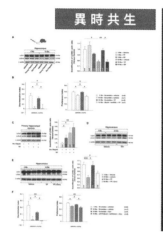
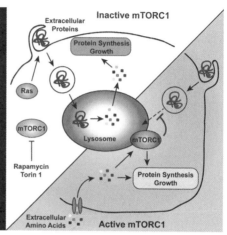

圖 071：異時共生啟動自噬反應。

以分子生物學的實驗來解析異時共生實驗的機轉，結果顯示，動物注射過年輕血漿的組織和器官，會透過 mTORC1 的分子通路來啟動細胞內的自噬反應。

圖片來源：https://doi.org/10.1016/j.cell.2015.06.017

　　經過兩位相隔一百年的諾貝爾生理學獎得主的努力，人類對於逆轉老化的宏觀生理現象及微觀分子機轉總算有了概括的瞭解，除了可以讓人類得以一窺老化過程的全貌，也讓人類得以據此開發未來各種逆轉老化的方法。

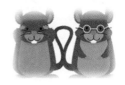

27.老化醫學的全貌像什麼？

　　用宏觀的角度來看人類老化的現象，是由於人體的修復力，在 50 歲以後開始下降，這個由幹細胞負責的功能，變得趕不上破壞的速度，因而產生組織破損及各種調節功能失控的情況。

　　從微觀的角度來看，老化的過程是經由細胞裡面各種細胞器的老化開始，等到這些細胞的器官（如：粒腺體，內質網等）產生問題的時候，累積的廢棄物會讓細胞變的比較臃腫，接著逐漸喪失一些調控的功能，進一步造成系統性失衡現象，這就是慢性發炎；加上血中會開始累積毒素，造成全身性功能的衰退【圖 072】。

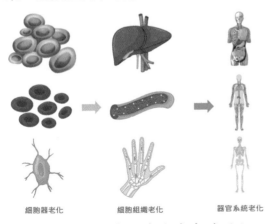

細胞器老化　　　　　細胞組織老化　　　　器官系統老化

圖 072：細胞器老化產生衰老的過程。

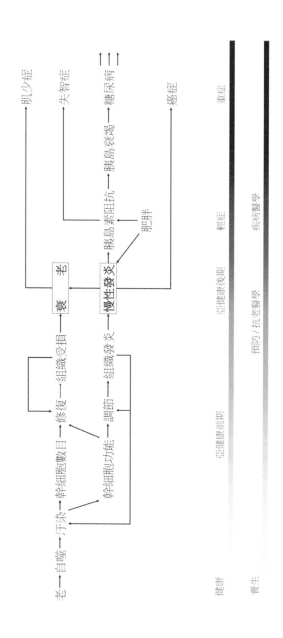

圖 073：老化醫學的路徑圖

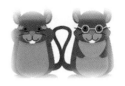

　　如果將宏觀及微觀的老化知識結合起來，我們可以得到對於抗老化醫學一個完整的瞭解【圖073】。

　　一個相對健康的人，如果沒有基因缺陷的話，50歲以前，身體的破壞力和修復力，基本上是處於一個相對穩定而且平衡的狀態。破壞力一般跟生活習慣及個人心理特質有關，而修復力則和駐守在各個器官裡面成體幹細胞的數目和功能（生物活力）有關。到了 50 歲的時候，長期駐守在器官裡面的幹細胞會開始產生變異，除了 DNA 會甲基化以外，細胞裡面的細胞器也會逐漸破損。

　　這時細胞裡面的自噬反應就會被啟動，將這些受損的細胞器及折疊失敗的蛋白質等廢棄物回收，溶解及再生。如果由於時間的關係，細胞裡面累積的廢棄物及毒素過多，或者因為其他原因讓這個自噬反應受到抑制的話，細胞裡面就會產生污染，進而影響它的功能，如果毒素過多則會導致幹細胞的凋亡，以致在臟器裡面的幹細胞數目快速減少。

　　在同樣的生活習慣及狀態下，人體的老化跟人體的修復力成反比，人體的修復力跟幹細胞的數目及功能有密切關係，當幹細胞的數目和功能都降低時，就是老化的開始。

　　幹細胞的數目降低以後，修復力降低；同時，由於幹細胞分泌細胞因子的速度也會減少，調節的功能也會降低。

　　修復功能降低造成受損的組織無法被修復，以致於在組織架構上產生缺損的現象。

　　調節功能的降低則會導致免疫的失衡，造成組織發炎的現象。一開始這些現象還是可逆的，可是長期如此就會

造成不可逆轉的結局；長期的組織破損會造成疤痕化，長期發炎的結果則會形成一個全身性的慢性發炎。

組織破損會造成一些結構上的問題，例如肌肉纖維化、關節軟骨退化等等問題，最後導致肌少症、關節退化，老人衰弱症等慢性病。人體的慢性發炎現象會造成胰島素阻抗。胰島素阻抗會讓肝臟、肌肉與脂肪無法針對血中葡萄糖的濃度做出反應，導致血糖增加；這時胰島細胞會誤認它所分泌的胰島素不足，所以會繼續超過負荷生產，造成一個惡性循環；最後導致胰島細胞衰竭，無法提供足夠的胰島素，導致第二型糖尿病。

第二型糖尿病可稱為百病之母，它會造成微血管的病變，進而導致心血管阻塞、慢性腎衰竭、視網膜退化等嚴重的慢性疾病。伴隨人口高度老化而越來越多的阿茲海默症，也被證實跟腦部的胰島素阻抗有關，因此被稱為第四型糖尿病。

由於人體不斷地遭受外來物理（如：電磁波，宇宙射線等）或化學物質的破壞，所以身體裡面本來就有許多變異的細胞，也有清除這些可能癌變細胞的免疫機制；慢性發炎會造成體內免疫系統的失控，無法將這些變異細胞有效地清除，最終可能導致癌症的產生。

連體異時共生包含了三大功能【圖 074】：在細胞層面，它會啟動自噬反應來逆轉老化幹細胞的功能；在組織層面，它會重新啟動幹細胞的修復力及調節功能；最後能夠在生理層面，快速地重建及修復受損的組織及化解慢性發炎的現象，逆轉老化系統及器官的功能。

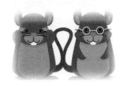

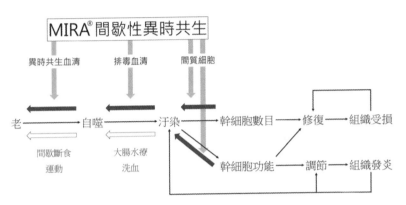

圖 074：異時共生逆轉老化的功能。

異時共生在細胞層面會啓動自噬反應來逆轉老化幹細胞的功能，進而重新啓動幹細胞的修復力及調節功能，所以能夠快速地重建及修復受損的組織及逆轉系統及器官的慢性發炎現象。

　　在進行間歇性異時共生換血療程的時候，第一步的排除有毒血清，能夠馬上改善體內的宏觀環境；其次補充的人造青春期血清，跟間歇性斷食療法一樣，能夠啓動身體內部的自噬反應，讓駐守在主要器官的幹細胞能夠重新發揮功能。最後輸入的間質細胞進入體內以後，會留在肺部，隨時偵查血清中各種細胞因子的濃度，並即時對各種微觀的環境變化，做出反應；如此一來，身體的修復力大幅增加，不但能夠平衡身體所承受的破壞力，長期以來更能逆轉時間對於身體裡累積的各種不良現象。

　　從抗老化醫學整體來看，異時共生療程的三個步驟，

從造成老化的三個關鍵原因，亦即幹細胞：自噬反應的衰退、內外累積的汙染，修復及調控功能的不足著手；因此能夠從疾病的根本加以改善，成為最快速有效的抗老療程；與現代醫學大多只治標而不治本的現象形成明顯的對比。

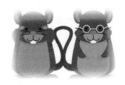

28.異時共生科學嗎？

在完成了臨床異時共生的總體規劃以後，潘扶適醫師以其物理化學家的背景，以分析化學及化學動力學的技術，按照他所提出的臨床異時共生模型，計算出異時共生的臨床參數。

放血的總數必須按照病人的血紅素（Hemoglobin），血溶比（Hematocrit）及網狀紅血球計數（Reticulocyte Count）來計算；整個異時共生療程的進行必須在放血與輸入調和血清的體積中取得一個平衡。

以一個 65 公斤的成人為例，他體內的血液總量大概是 7.5%=5 公斤，也就是 5000cc 左右，假設他的血溶比是 40%的話，那麼他的血球就是 2000cc，剩餘的就是 3000cc 的血漿。

【https://www.mdapp.co/plasma-volume-calculator-418/】

如果需要更精確的計算的話，醫師可以採用 Nadler 方程式來計算血漿的體積：

男性：血液體積 =（0.3669 × 身高^3）+（0.03219 × 體重）+ 0.6041

女性：血液體積 =（0.3561 × 身高^3）+（0.03308 × 體重）+ 0.1833

或 Lemmens-Bernstein-Brodsky 方程式來計算：

$$血液體積 = 70 / \sqrt{（身高體重指數 / 22）}$$

為了有效且客觀的追蹤異時共生療程的效果，潘扶適醫師另外建立了一套測量血清對幹細胞毒性及活性的檢驗技術。

如果患者體內細胞的毒性偏高的話，即使是微量的患者血清，幹細胞的成長速度就會被大幅抑制；反之，如果患者的血清毒性不高的話，幹細胞成長的速度就比較不受影響。同時，血漿對幹細胞的活性如果低落的話，幹細胞的成長就會十分緩慢；如果藉由蛋白質及荷爾蒙的補充，讓血液回到青春期的狀態，血漿對幹細胞的活性就會快速增加，幹細胞成長的速度也會變很快。這個專門檢驗技術讓執行異時共生療法的醫師，能夠有效地掌控客戶在進行療程時的進度，進而提供最佳的配方，來達到最好的療效。

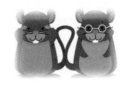

29.異時共生臨床了嗎？

　　經過多年的規劃，以卡雷爾博士連體異時共生為基礎，所發展出來的靜脈臨床異時共生療程，在 2018 年的第三季正式在馬來西亞吉隆坡推出。三年來經過 1000 個以上患者所進行的數千次療程顯示：異時共生療程的效果遠遠超過傳統幹細胞移植在全身抗衰老上的效果。

　　在這三年中，潘扶適醫師的團隊不斷地改進臨床異時共生的標準作業流程，讓客戶的滿意度不斷地提升；也逐漸地受到中國大陸，港澳台三地，和東南亞各國從事抗老醫學或科技領域人士的重視。為了方便溝通，潘扶適醫師將這個臨床異時共生流程，取名為 MIRA （Multiple：複數次，Intermitten：間歇性，Rejuvenation：回春，Apheresis：血清交換）異時共生療程。

　　目前在臨床上執行的是 MIRA 異時共生療程的 3.0 版。

　　首先也是最重要的是病人與醫師的諮詢。在諮詢過程中，負責的醫師會仔細詢問病人的病史與理學檢查以及客戶對於療程的期待值，然後客戶會接受抽血檢查，還有其他與老化相關的檢驗。

　　病史的部分，包括病人的主訴，還有病人過去的疾病和手術歷史、家庭遺傳病史等等，在理學檢查方面則包括：

一般的心肺功能、頭頸部及四肢的檢查等等。血液檢查部分，包括血紅素，血溶比，腎臟功能、代謝功能、免疫功能，還有癌症指標等等，最後有關老化的檢查則包括病人的肌力以及 MMSE （Mini-Mental State Examination 簡短智慧測驗）的檢測。

血液檢查報告一般會在一到兩天內完成，病人如果沒有特殊理由，就可以安排療程日期。

進行異時共生療程當日，一開始會先檢查病人的血壓，血氧，呼吸速度及體溫等生命徵象，來確定病人的狀態正常，然後護士會植入靜脈留置針開始抽血進行血清活性及毒性的檢查。

接著護士會依照醫師指示將血清經由靜脈注射到客人體內。在注射的時候，護士每隔 15 分鐘都會檢查病人的狀態，在完成了注射以後，護士會再度檢查患者的生命徵象，然後將數值報告給值班的醫師，最後護士在醫師指示之下，將靜脈留置針移除。客人只要再稍作休息就可以離開診所。

護士會在當晚及隔天以電話追蹤客人的狀態及瞭解客人的反應。療程結束後，負責客服的人員會在兩週後進行術後滿意度訪談，同時安排術後檢驗時間！

為了服務希望以非侵入式的方法來進行異時共生抗老療程的客戶，研發團隊更在 2020 年成功地開發出可以讓血漿活性恢復到青春期狀態的口服配方；研究顯示這個口服配方能夠跟靜脈異時共生一樣，有效的啟動客戶體內同樣程度的自噬反應，增強腦力體力及免疫功能，減少感染

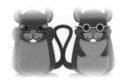

細菌和病毒造成的傳染疾病，也能夠降低癌症復發或轉移
的風險。

30.異時共生有案例嗎？

（1）成人第二型糖尿病

　　馬來西亞王小姐是異時共生療法在吉隆坡最早期的客人。她是一個非常典型的東南亞華人，說話語氣非常的溫和。每次來參加發表會的時候，都是靜靜的和她的先生坐在旁邊。第一次聽完異時共生發表會的時候，王小姐相當認同藉由異時共生療程逆轉老化造成的慢性發炎現象，進而改善糖尿病的原理；但是心裡面當然有某種程度的懷疑，令人意外的是，王小姐的先生卻非常的支持她接受這種相對新穎的生物治療方式。

　　王小姐的先生是一位資深的會計師，有自己的事務所。他們夫妻結婚幾十年，感情非常好；他很擔心王小姐的糖尿病日後會造成嚴重的疾病；所以表示他的立場是：只要是無害的治療，只要是在科學上說的過去的療法，而且價格合理的話，他都願意鼓勵王小姐去嘗試。

　　王小姐在他先生的鼓勵之下，經過了一兩個禮拜的思考，決定接受治療。首先，她與先生和潘扶適醫師在吉隆坡的辦公室又進行了一次深度的諮詢，然後接受抽血檢查；結果顯示她的糖化血色素（HbA1c）高達 9.0 左右，飯前血糖也高達 250！這個結果讓王小姐有點意外，也決心接受異時共生治療。

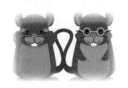

　在進行異時共生的第一天，王小姐在他先生的陪伴下，很早就到了；兩人有點緊張，但是也充滿了期待；療程透過事先安排的馬來西亞護士，按照潘扶適醫師所定的標準作業程式來進行，過程非常的平順，王小姐也沒有任何不舒服的感覺。

　一週以後，王小姐表示：注射 150 毫升血清以後，她覺得身體好多了；她說之前每天早上她先生都會要求她檢查飯前血糖，原本都大概是在 227 左右，做什麼治療都沒有改善；在做了一次異時共生療程以後，第二天一大早飯前血糖就降低到 160 左右，所以對異時共生的療效感到非常驚訝。王小姐也提到現在的睡眠品質變得非常好，而且周邊的朋友都說她的臉色看起來比之前好多了，也有人懷疑她去做了醫學美容！

　由於王小姐的先生是會計師，所以他對於王小姐每天的飯前血糖，除了紀錄以外還會做數字分析。他表示第一次療程做完以後，血糖快速下降了幾天，然後就有些微的反彈，然後又開始下降；如此一上一下地以鋸齒狀的方式呈現逐漸下滑趨勢。王小姐做了第一次療程以後，信心大增，決定繼續完成了第二和第三次療程，她的糖化血色素成功地由之前的 9.0 快速地降低到 6.2，她的飯前血糖也降低到 120 左右【圖 075】。王小姐後來由她的糖尿病醫師逐漸調降口服藥的劑量，沒有復發。

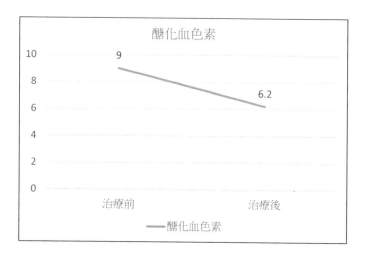

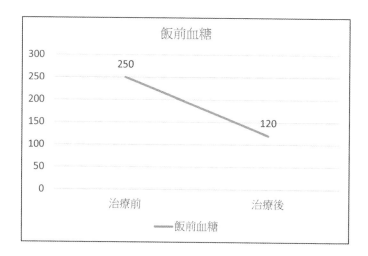

圖 075：糖尿病個案在接受異時共生療法後，飯前血糖及醣化血色素數質都獲得了改善。

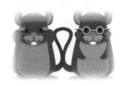

　　雖然效果很好，但是王小姐的案例是比較少見的。因為她有先生在旁邊支持，王小姐每天都有記錄飯前血糖，食用的熱量，而且按時用藥，維持健康的生活習慣，所以異時共生療法對於她能夠顯現出明顯的效果。

　　由王小姐的案例，可以知道早期跟中期的糖尿病患者[9、10]，如果能夠改善不良的飲食及生活習慣，而且願意接受異時共生療程的話，糖尿病症狀的確可以得到有效的控制和改善。由於異時共生療程是針對糖尿病的根本，也就是逆轉老化過程的一種治療方式，所以它的效期可以維持至少 3 年。換言之，早中期的糖尿病患者，如果生活習慣已經改善，就可以藉由這種逆轉老化的方式來重新激活胰臟裡面的胰島細胞，恢復胰島細胞分泌胰島素的功能，逐漸調降血糖，讓身體恢復到健康的狀態。

（2）老花眼

　　黃小姐是位優秀的財務人員，曾經擔任過上市公司的發言人，也負責過許多上市上櫃公司企業的募資工作。黃

---

[9] 糖尿病是國人位居十大死因之一，每年近萬人因糖尿病死亡，根據國民健康署統計，全國約有 200 多萬名糖尿病的病友，且每年以 25,000 名的速度持續增加，糖尿病及其所引發的併發症影響國人健康不容小覷，醫療負擔相當龐大。

[10] 糖尿病學會透過分析健保檔，來瞭解台灣糖尿病的現況與趨勢。研究顯示，在 2000 年到 2008 年間，由於人口老化加上死亡率下降，糖尿病在成年人口的盛行率從 4.31%增加到 6.38%，盛行率增加了48%。相當於每 15 位成年人，就有一位罹患有糖尿病。就年齡來看，60 歲以上的族群，糖尿病的發生率還是明顯高於 60 歲以下族群。

小姐本身非常的注意健康，據她說有嚴格地執行間歇性斷食，也把體型維持在大學時代的狀態。

由於黃小姐在生物科技的投資界非常活躍，有一次參加有關異時共生的研討會，對這個有 100 年歷史的生物技術感到高度的興趣，也主動爭取到一個體驗療程嘗試。

由於日後可能需要借重黃小姐募資的經驗來擴展的業務，公司很快地替黃小姐安排進行異時共生療程。療程進行到一半的時候，黃小姐的皮膚發生了過敏反應。雖然在服用了抗組織胺以後，過敏的現象立即緩解，黃小姐也能繼續她的行程；醫療團隊不免擔心她對於異時共生療程會有負面的評價。

幸好第二天早上客服人員追蹤訪談的時候，黃小姐表示自己注意到一件令人訝異的事情，那就是困擾她多年的老花眼，竟然恢復了！她說平常看手機都需要用眼鏡，第二天早上她一起床的時候，不戴眼鏡竟然可以看清楚手機文字，感到不可思議。當客服人員轉告潘扶適醫師這個視力改善的現象，潘醫師原本覺得這是安慰劑（Placebo）的效果，不予採信。然而隨著異時共生的客戶中有越來越多人有類似的反應，說他們的老花眼都可以改善，才引起潘醫師的注意，但卻百思不解。

異時共生是藉由降低血中毒素及增加其中的有益物質，來改善身體裡面血液的活性，所以最先受益的器官大多是血液循環良好的部位，而眼睛的水晶體並沒有血液流通，所以不應該對視力有立即的效果。但是後來跟幾位眼科專科醫師請教這個現象以後，才瞭解可能是與調解焦點

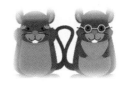

的肌肉功能有關。

水晶體焦點的調節跟老化有關；主要是源自調節水晶體焦點的肌肉會隨著年齡逐漸減少收縮的力道；進行異時共生療法，可以降低流過肌肉中血液的毒素，因此能夠重新激活肌肉內部幹細胞的修復功能，讓肌肉的收縮力恢復年輕時候的狀態，因而降低老花眼嚴重的程度。

（3）視網膜退化

異時共生除了針對與老化有關的老花眼及黃斑性視網膜病變有效果以外，還可以用來改善其他原因所造成的退化性眼疾。

李先生是由母親陪同來到診所諮詢的年輕人，一見面就會讓人感受到他有點叛逆，言語中對於當前的社會現象充滿了不滿，可以說是典型的憤青。諮詢時，李媽媽表示李先生患有原因不明的青光眼，所以視力受損。她說當初不知道青光眼的嚴重性，所以延緩了帶李先生看醫師的時間，以致於造成李先生視力受損，感到非常的內疚。

她在網路上看到異時共生的說明會，等不及參加研討會就以電話預約潘扶適醫師諮詢，想要瞭解李先生的視網膜病變有沒有機會藉由這個療程來改善。醫師表示：雖然異時共生療程主要是針對老化有關的退化性疾病，但青光眼造成的視力衰退也算是一種退化性的疾病，所以可算是異時共生的適應症之一；由於李媽媽經濟狀況並非很好；看到他們母子充滿了期待的心情，就由公司以優惠價格安排一個療程給李先生，試試看他的視力退化有沒有轉圜的

餘地。

　　李先生接受了異時共生療程以後，就表示他看字的時候已經變得比較清楚；李媽媽也表示他兒子視力改善了以後，心情變得很好，很開心，也願意繼續進行療程來恢復他退化的視力。可惜的是，由於經濟能力，李先生無法繼續治療下去，後續也失去聯絡，無從得知他視力的進步維持了多久。

　　不單單只是潘扶適醫師的天荷生化科技有限公司，對於利用異時共生療程，來治療視網膜的退化性疾病有高度的興趣，美國史丹福大學技轉成立的 Alkahest 公司，也用血清中的成分，對於黃斑性視網膜退化完成了臨床第一期及第二期的研究；該公司表示將在 2025 年以前開發出能夠控制黃斑性病變，避免視網膜耗損進一步惡化的藥用血清製劑！

（4）乳癌

　　癌症是現代人最害怕的疾病；不但在亞洲國家長年以來都是十大死因的第一位，在心血管疾病盛行的西方國家也一直是主要的死因之一。

　　常見的癌症有：肺癌、腸癌、乳癌、肝癌等等，它們的發病率都是在 50 歲以後呈現快速增長的趨勢。雖然癌症的成因至今仍然還不十分明確，但是某種程度上而言，癌症的發生與老化的過程應該是有密切的關係。

　　早期癌症治療的目的在於將這些腫瘤細胞趕盡殺絕！

　　如果腫瘤還未轉移，且病人狀態是可以接受外科手術

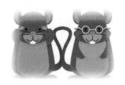

切除的話，外科手術是癌症治療的首選。外科手術強調的是要將腫瘤完整的清除，還要針對與腫瘤有關的淋巴結進行採樣；如果手術中腫瘤樣本的邊緣或淋巴結的切片檢查含有癌細胞，病人還要接受進一步的化療及放療。

化療是藉由癌細胞快速分裂成長的特性，給他們一些含有毒素的化合物讓它們吸收進細胞內部，然後殺死這些腫瘤細胞。過程中，由於化療的藥物會在全身分佈，所以也會同時殺死大量繁殖率比較高的健康細胞，因而導致各種嚴重的副作用。

放射性療法和全身性的化療不一樣，是殺傷局部腫瘤細胞的方式。但是跟外科手術一樣，它的目的仍然是藉由放射線的能量將腫瘤的細胞完全去除，所以需要相當高的放射線劑量，也會造成局部組織近於毀滅性的傷害，導致嚴重局部及全身的副作用。

不管是外科手術，化療或放射性治療，對癌症病人全身性的體能狀態，都會有嚴重的耗損，也因此降低病人本身有關癌症是否復發或轉移的免疫力。

近年來有一些醫師開始認為，如果身體裡面殘餘的癌細胞數目不是很大量的話，那麼是否有可能利用提升免疫系統的能力，來控制這些殘餘的癌細胞，而沒有必要為了將所有的癌細胞趕盡殺絕，讓身體付出重大傷害的代價；也就是讓殘餘癌細胞，在健康的免疫系統的監督下，與宿主共存的概念 。

除了身體其他主要的系統外，老化過程也會造成免疫系統的退化，免疫系統除了殺死身體外來的感染原外，也

會清除身體裡面產生變異的細胞。如果由於年齡關係，免疫功能衰退，就沒有辦法有效地清除體內所產生的變異細胞（可能變成腫瘤的細胞），罹患癌症的機率就會因此大幅升高。

如果我們能夠逆轉老化的話，免疫系統就能夠重新激活，能清除的變異細胞數量也會增加，所以癌症患者體內殘存的癌細胞也能夠受到良好的控管，因而降低腫瘤局部復發和轉移的風險；這就是接受過手術治療和化療或放療的病人，應該接受異時共生療程的主要原因。

郭醫師是一位馬來西亞的眼整形醫師，她的專長是雙眼皮手術和眼袋手術。郭醫師從小喜歡運動，曾經代表居住的州政府參加國家級的比賽。由於這個運動員的背景，郭醫師對於健康一直非常的在意，也很嚴格的控管自己的生活習慣，並且按時的接受健康檢查。

郭醫師還很年輕，在一個偶然的機會，她發覺乳房產生了一顆腫塊，馬上接受切片檢查，進而接受手術切除；由於腫瘤附近的淋巴結已經受到癌細胞的侵蝕，所以必須接受化療。原本她的主治醫師要求她在結束化療之後，還要繼續接受一系列的放療，在這個時候，她有機會接觸到異時共生療法的觀念，並且相當的認同藉由提升免疫力來控制體內殘存癌細胞的觀念，所以對於是否繼續接受放療，感到十分猶豫。

由於郭醫師本身是醫療人員，對於利用異時共生療法來預防癌症復發及轉移的觀念能夠完全的理解，所以決定只繼續進行對於全身健康及免疫系統不會造成太大影響的

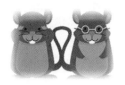

荷爾蒙療法；而保留進一步的化療或放療，作為萬一不幸轉移時最後一線的治療。

郭醫師接著與她的外科腫瘤醫師見面表達這個想法，原本他的外科腫瘤醫師並不認同，認為這樣做的話會延誤整個治療的完整性；但是郭醫師並不氣餒；除了努力的溝通之外，也將相關的臨床論文交給對方檢視；最後，主治的外科醫師不但認同這個作法，還倒過來鼓勵郭醫師將這種觀念分享給其他的乳癌患者。

有別於其他的退化性疾病的病人，癌症病人在接受血清置換時必須監控循環腫瘤細胞（CTC）的數目，而且必須採用特別的配方，排除所有可能刺激癌症細胞生長的元素。

循環腫瘤細胞數目是異時共生對癌症治療效果的客觀依據。郭醫師在接受異時共生前的循環腫瘤細胞數目原本是 4，接受了三次異時共生療程之後，循環腫瘤細胞的數目隨即降為 2【圖 076】；顯示異時共生療法能夠成功地控制郭醫師體內殘餘的腫瘤細胞。目前郭醫師仍然需要接受定期檢查，只要再六個月後，即可以成為完全痊癒的癌症患者。

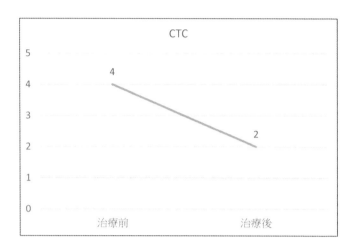

圖 076：癌症個案在接受異時共生療法後，CTC 數從 4 降到 2，降低了癌症復發的機率。

　　郭醫師在治療的過程中還有一個小插曲。她表示當時她正在進行乳癌的荷爾蒙療法，身體的免疫功能低下，醫師警告她不可以到人群眾多的地方以免感染病毒。由於郭醫師的工作繁忙，所以只能在農曆假期前接受異時共生療法；做完血清置換後，她不想浪費農曆假期間與家人聚會的機會，所以決定冒險帶了全家人到馬來西亞東部沙巴地區旅遊；結果：隨行的家人全部得了重感冒，只有她沒有受到任何影響。郭醫師表示：異時共生血清療法對於提升免疫功能的確有明確的效果，也出錢讓她的父母都接受了異時共生療程！

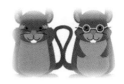

（5）胰臟癌

　　因為胰臟癌在被發現的時候，大多已經無法切除，而且，不論化療或放療的效果也都不好，所以的致死率非常的高，被稱為癌王。

　　早期的時候，如果胰臟腫瘤還沒有擴展，會進行一個叫做惠普爾（Whipper）的手術；惠普爾手術是一個很大的手術，外科醫師會將胰臟頭部，12 指腸，還有部份的胃和膽囊切除；這對於患者身體是一個很大的負擔。然而就算進行了惠普爾手術，病人的死亡率仍然沒有顯著的下降，大部分的患者只能再存活 6 個月左右。

　　張先生是一位馬來西亞吉隆玻家族企業餐廳的老闆，他日以繼夜的工作，從來不關心自己的健康，也不做任何的身體檢查。直到家人發現他有黃疸，就逼他到鄰近的醫院檢查，結果腹部超音波發現胰臟有腫瘤，切片檢查結果就是令人談虎色變的胰臟癌。

　　由於張先生還很年輕而且身體相當健壯，大概有 180 公分及 100 公斤，加上腫瘤看起來還沒有擴散，就由醫生安排接受吉隆玻最著名的肝膽腸胃外科醫師進行惠普爾手術。雖然手術非常順利，但是張先生出院以後，感到非常衰弱，只要走幾步路就會氣喘，爬樓梯也需要人扶持。這時候主刀醫生又安排他開始進行化療，令全家感到無比擔心。張先生的舅舅得知這訊息直覺地感到不妥。剛好那時候潘扶適醫師在吉隆玻進行有關異時共生的演講，張先生的舅舅就報名參加，並在會議後主動找潘醫師討論張先生的病情。

　　由於張先生剛開完惠普爾手術，而腫瘤的大小又小於4分，所以原本就對惠普爾手術有經驗的潘扶適醫師認為，大部分的胰臟癌細胞應該已經被移除；由於手術對病人的體能傷害很大，所以潘醫師認為張先生目前的免疫功能不足，如果直接進行化療的話，很可能對張先生的免疫功能造成毀滅性的影響。如此一來，除了會有立即感染的風險以外，殘存的胰臟癌細胞可能會再度復發和轉移，那個時候就無藥可救了。

　　所以潘扶適醫師就建議張先生先接受一個異時共生的療程，看看身體反應的狀況，再決定胰臟癌後續的治療。結果，張先生的體力在兩週內迅速恢復，又接受了兩次異時共生的治療，而且據此拒絕了化療的提議。張先生術後至今已經兩年以上，除了體重及活力恢復到惠普爾手術前的狀態外，胰臟癌完全沒有復發。目前雖然還在觀察期間，但是張先生表示不管最後如何，他及家人對於過去兩年的生活品質已經很滿意。

　　張先生並非胰臟癌患者利用異時共生來控制的唯一案例。

　　有一次潘扶適醫師去金邊洽談合作，對方老闆的父親，在高齡 92 歲時被診斷出胰臟癌[11]；由於老人家還有多年的糖尿病，胰臟癌快速的生長，導致糖尿病快速的惡化，

---

[11] 胰臟癌容易發生於中老年人，三分之二的病人年齡高於 65 歲，平均診斷年齡為 71 歲，近年胰臟癌發生率也在緩慢上升中。台灣在 2012 年的十大癌症死亡原因中，胰臟癌佔第八位，男性胰臟癌位居十大癌症死因的第八位，女性胰臟胃癌居第六位。

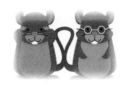

血糖飆高到 600，無法用胰島素控制[12]；因而被安排入住到安寧病房。

這個時候，原本要放棄治療的金邊老闆，想到他正在跟潘扶適醫師洽談的異時共生療法，就孤注一擲，透過關係安排安寧病房的護士把異時共生血清當作營養針，按照潘醫師的標準作業程式，以每天 1 瓶的速度幫老先生連續注射了 3 天。結果好似奇蹟一樣，老先生突然甦醒過來，然後轉送一般病房；在醫院的悉心照顧之下，竟然在兩週後出院，並且在家裡面繼續接受異時共生血清的注射。老先生從安寧病房，恢復到能夠獨自站立，而且能夠打麻將，大致回到生病之前的狀況。代理商表示很感謝潘醫師的祖傳秘方，毫不猶豫地接下了異時共生血清在金邊的代理權，並用自己與父親為案例，成功鋪展柬埔寨地區的業務。

（6）老人衰弱症和肌少症

近年來老人醫學的領域越來越重視肌少症這個狀態，他們發現老人容易跌倒，容易嗆到，很容易感染肺炎等等，其實都與肌少症有密切的關係，由於肌力減少，沒有辦法維持良好的平衡狀態，所以容易跌倒；因為喉頭肌的力氣下降，沒有辦法在進食時，將氣管密合，所以容易嗆到。由於呼吸跟橫隔膜肌肉的強度有關，老年人由於橫膈膜肌力也下降，無法深呼吸，所以肺小泡無法完全擴張，產生

---

[12] 由於胰臟本身有內分泌腺可以分泌一些胰島細胞激素來調節身體的血醣，當罹患胰臟癌時，使得可以分泌激素的細胞大量被破壞或減少，因此會發生糖尿病的症狀，包括多喝、多吃、多尿。

一種叫做肺塌陷（Atelectasis）的狀態，讓存留在肺部的細菌容易滋長，所以一不小心就可能造成嚴重的肺炎。

由於肌少症受到重視，所以大部分的醫師也開始注重肌力的訓練；因為異時共生對於肌力的增加是一個相當有效的方式，也開始獲得老人醫學專科醫師的重視。

鄭小姐是一位住在灣區的模特兒，也是一位瑜珈的高手。她充滿陽光，非常注重自己的健康，也將肌力隨時保持在高強度的狀態。

有一次鄭小姐在從美國回來探望父母，順便拿異時共生面具到診所維修；那時候異時共生血清剛剛上市，鄭小姐得知這個異時共生血清，就乾脆地決定在回美國之前進行了一次異時共生治療。

鄭小姐表示：做完血清的隔天，她的皮膚變得非常細緻而且體力變的非常好，在台北的街頭可以走上上萬步，然後再繼續進行高階瑜珈的練習；她覺得因為肌力的改善，瑜珈的功力得到立即提升。她更表示當天晚上出去應酬的時候，酒量變的比打血清前更好。

回美國之後，她持續透過 Line 回報打完血清之後的改善，她表示做了異時共生療程以後，睡眠時間大幅延長，就像小孩子一樣，每天必須從晚上 11 點睡到早上 8 點。同時做瑜珈時的核心肌群的對齊程度（Alignment）和倒立的時間都大幅加強。

根據鄭小姐的反應，做一次異時共生血清療程，大概可以維持大概半年左右的活力。

類似鄭小姐的案例其實不勝枚舉，有一位畫廊的老闆

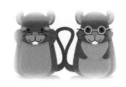

本來已經付了訂金，安排好時間要做異時共生療程，但是由於需要住院做一個婦科手術，所以就延後了。出院以後，她來做進一步的諮詢，因為剛好注射室有空，就順便做了療程；結果回到家以後，開始用跑步機做運動，一跑就跑了一萬步，然後繼續拖地；一點也不覺得累，而且精神非常的好；根本就忘記了剛做完手術這件事。第二天，她馬上介紹她的朋友來做異時共生血清，並且成為異時共生療程最忠實的客戶。

（7）阿茲海默症

　　阿茲海默症是高齡社會最重要的一個疾病，這種中央神經系統的退化性疾病目前並沒有任何比較有效的治療方式。由於患者越來越多，成為所有已開發國家政府醫療系統沈重的負擔，阿茲海默症的新藥開發也成為全世界各大藥廠研發的重心。

　　阿茲海默症大多發生於 70 歲以後，主要是因為有一些腦神經蛋白質在腦部沉澱在主管短期記憶的海馬迴（Hypocampus）部位。我們可以將阿茲海默症當成一種跟老化有關的疾病，如果我們可以有效的逆轉體內老化的環境，那麼就可以延緩阿茲海默症的進程，甚至還有逆轉阿茲海默症的可能。

　　吳小姐是一位成功的女企業家，但是這幾個月來一直忘東忘西的，所以就在助理的陪同下去看了神經內科的醫師，經過檢查以後，發覺吳小姐罹患了早期的阿茲海默症，由於吳小姐是公司的核心，他的助理就到處幫他尋找可能

對阿茲海默症有效的治療方式，從臉書上得知異時共生抗衰老的研討會，由於擔心老闆的狀況，等不及研討會就直接找到潘扶適醫師助理的聯絡電話，安排時間諮詢。

瞭解了異時共生的療法之後，吳小姐和助理只做了簡單地討論，就決定開始進行異時共生療程，在得知異時共生血清還可以用來做顏面的保養後，更購買了異時共生的美容療程，讓她可以在進行異時共生血清治療的時候，同時進行異時共生的護膚療程，節省寶貴的時間。

經過檢查之後，發覺吳小姐的 MMSE 的分數大約是在 9 分左右，她就決定購買 10 次的血清療程，期間吳小姐與大家互動都非常的好，最顯而易見的是，她原本的憂鬱個性，在療程期間漸漸地開朗起來。吳小姐的療程一次大概間隔一個月，一共進行了大約 9 個月左右。在治療期間，他的 MMSE 雖然有上有下，但是基本上保持一個逐漸改善的趨勢。由於吳小姐失智的狀態漸趨穩定，所以潘扶適醫師就將他的療程間隔時間逐漸拉開到每 3 個月一次。

吳小姐在接受異時共生治療的兩年之間，MMSE 分數呈現小幅回升的狀態，但是吳小姐助理表示對比於當初她被診斷時認識的其他輕度失智症患者，吳小姐的狀況實在好很多；其他人都逐漸惡化，MMSE 分數不斷的下降，有些不幸的患者甚至已經到了接近失能的地步。吳小姐和她的助理都很高興他們做了接受異時共生療法的正確決定。

吳先生是一位身體健康但卻略顯瘦弱的老先生，一輩子都在山明水秀的花蓮務農。退休以後和他的太太住在農

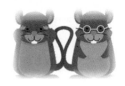

村，子女都在台北地區發展事業。吳先生的女兒有一次參加潘扶適醫師的異時共生演講，突然想到吳媽媽前幾天才跟他抱怨說吳先生的記憶力越來越差，單單上星期就迷路了兩次，照顧起來越來越費力；就鼓勵兩位老人家專程北上一趟接受潘醫師的諮詢。[13、14]

吳伯伯在診所做了抽血檢查及簡單的失智症指數測量，結果發現身體上基本上沒有什麼特別的問題，然而失智症指數卻接近零分。這個結果讓吳先生的女兒大吃一驚，立刻自掏腰包，讓吳伯伯接受異時共生的治療，希望延緩失智症惡化的速度及降低吳媽媽照顧上的壓力。

吳伯伯在一個月內，密集北上接受了三次異時共生療程，然後再度接受失智症指數的量測；結果發現他在注意力及計算力上有大幅的改善；尤其難能可貴的是他的空間概念竟然能夠逆轉恢復正常【圖 77】，也不再容易迷路。令人訝異的是吳伯伯原本慢性腎臟功能不足的問題，在療程之後，也提高了 15%，恢復到正常的範圍。這些改變讓

---

[13] 隨著社會人口老化，已開發國家的平均年齡基本上都已高達 80 歲以上，所以失智症的人口也快速增長。依照台灣失智症協會 2012 年的調查顯示，都會地區 65 歲以上的老人失智症比例為 6.5%，鄉村地區老人失智比例則為 14%，幾乎是都市老人罹患失智症的兩倍，但醫療資源與照顧確較為不足。

[14] 內政部 108 年 12 月底人口統計資料估算：台灣 65 歲以上老人每 12 人即有 1 位失智者，而 80 歲以上的老人則每 5 人即有 1 位失智者。依此流行病學調查之結果，失智症盛行率分別為：65~69 歲 3.40%、70~74 歲 3.46%、75~79 歲 7.19%、80~84 歲 13.03%、85~89 歲 21.92%、90 歲以上 36.88%，年紀愈大盛行率愈高，且有倍增之趨勢。引自 http://www.tada2002.org.tw/About/IsntDementia

家屬非常的開心，隨即將這一個療程介紹給好幾位同樣不幸罹患失智症的鄰居及他們家人，每個月揪團北上到潘扶適醫師的診所接受治療，形成罕見的一種國內醫療旅遊模式。

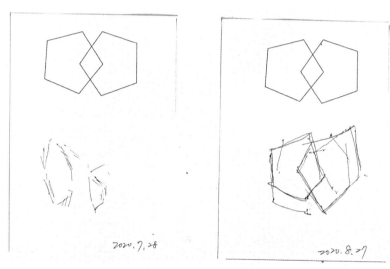

圖 077：失智個案在接受異時共生療法後，腦部簡短智能測驗中的空間概念項目獲得了改善。

（8）巴金森氏症

除了令人擔憂的阿茲海默症，在 70 歲以後的罹病率會高度快速的上升的腦神經退化疾病，還有因為腦部多巴胺的分泌不正常所造成的巴金森氏症。由於近年來巴金森氏症有年輕化的現象，也越來越受到重視。

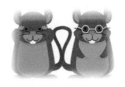

　　巴金森氏症[15]是一個腦神經系統的退化疾病，但是早期症狀非常的不明顯，一般發病的時候都在 70 歲左右。它的潛伏期可以長達 10 年左右，早期手腳的顫抖非常輕微，也容易被忽視，所以一般都不會去找醫師尋求協助，等潛伏期過了，病人的身體機能就會開始快速的下降，讓家人及病人措手不及，著急地尋找醫生。但是往往都已經過了可以控制的早期，只能開始進行藥物治療。由於藥物治療本身會造成病人身體許多的副作用，所以大多數的病人還有病人家屬都會有些許的抗拒，常常會有不按時服藥的狀態，導致巴金森氏症的治療效果也都不理想。

　　劉先生是一位高階的專業經理人，退休不久就間歇性的發生手腳顫抖及偶然口齒不清的狀態。家人馬上帶劉先生去醫院檢查，很快地排除了中風及腦部腫瘤的可能；由於劉先生的症狀持續的時間非常短暫，所以醫師無法判定他的問題是否跟癲癇（Seizure）或其他腦部問題有關，在反覆求診之間，劉先生的狀態就變得更嚴重了。

　　經過同事的推薦，劉先生及家人和潘扶適醫師進行了一次深度的諮詢，然後開始接受異時共生血清的置換，起初劉先生及家人的心態是死馬當活馬醫，所以決定先做一次的療程，再依照療程的結果，決定要不要接受完整的三次治療。劉先生的治療過程相當的平順，回到家以後，他除了當晚感到有點昏昏沉沉的之外，其他沒有任何不舒服

---

[15]巴金森氏症是國人常見的神經退化性疾病，約佔 65 歲以上老年人口的 1-2%，根據健保資料庫（至 2011 年）的統計，台灣有超過 40000 人以上罹患此症，發生率有逐年增加的趨勢。

的感覺，第二天早上，劉先生就感到他的四肢力氣變得比原來好，家人也感覺到劉先生的心情變得比較開朗，口齒也比較清晰；有了許多正面的反應，劉先生及家人決定繼續進行其餘的兩次療程。完成療程的劉先生開心的表示，進行了三次的血清治療以後，不需要人扶持就能夠輕鬆的走動，由於口齒變得清晰許多，可以和家人及朋友進行更多的互動。他幽默的表示：「可以開始和朋友及家人打麻將，賺外快來做治療費用」！

　　雖然劉先生的治療結果屬於前期的追蹤階段，最終結果仍然不明，但是家人及朋友都為他目前的狀態感到興奮。

　　值得一提的是，和許多 90 歲以上的患者一樣，巴金森氏症患者的肌力會快速下降，除了容易跌倒及肺部嗆到導致吸入性肺炎外，肌力不足也可造成橫隔膜力量的下降，以至於呼吸的體積不足。

　　接受異時共生療程的病人，醫師都會要求他們做一個叫做 FEV1 的測量，這個代表是肺部在 1 秒鐘內能夠呼出的空氣重量，目前結果顯示，如果異時共生患者搭配呼吸球的物理治療，他們的 FEV1%都會有至少 15%以上的改善【圖 078】，如此一來，病人的肺小球能夠得到充分的擴張，血氧交換比較完整；除了腦部及全身重要器官的供氧量比較充足外，病人得到吸入性肺炎的機會也會大幅下降。

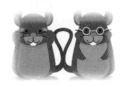

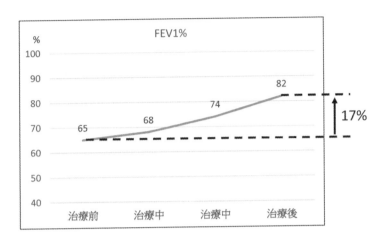

圖078：個案在接受異時共生療法後，肺部功能有高達 30%
的改善。

（9）慢性腎衰竭

　　李老太太是一位充滿了活力的長者，他出生於醫師家
庭，受過高等教育；全家包括先生、女兒都在醫療相關領
域工作，對於各種抗衰老的治療方法並不陌生。

　　由於她的大女兒在幫忙籌備異時共生療程的說明活
動，想到李老太太有幾個慢性疾病，就鼓勵她來參加異時
共生的發表會。李老太太對於新的知識充滿了好奇，也很
能夠接受新的醫療觀念，聽了演講然後與潘扶適醫師立刻
進行了諮詢，就將她的病歷摘要發給潘醫師進行評估。潘
醫師發現：李老太太雖然有糖尿病和糖尿病造成的心血管
疾病，也做過幾次的手術，但是他的總體狀況其實還是相
當的不錯，尤其是老太太的 IGF-1 的水準只有 50 歲左右，

表示他的總體機能還是相當的年輕。唯一值得擔心的是，李老太太的腎臟功能不是很好，她的尿素氮（BUN）和肌酸酐（Creatinine）的水準一直徘徊在需要開始考慮洗腎的邊緣。

李老太太跟大多數的人一樣非常恐懼開始洗腎，所以非常注意他的飲食，但是他的尿素氮和肌酸酐的指數仍然居高不下。由於近期的科學研究報導顯示，如果能夠將人體體內的血液簡單的加以稀釋，就有可能改善病人的腎臟功能，加上異時共生血清裡面富含的細胞因子，讓先前慢性腎臟病患者在接受療程以後多能得到腎功能的明顯改善，潘扶適醫師就鼓勵李媽媽開始接受最新版的異時共生療法。

李媽媽聽了潘扶適醫師的解釋，立刻決定進行異時共生療法，在進行異時共生前，潘扶適醫師也對於老太太的血液進行癌症指標的檢查，恰巧發現李老太太的肝癌標記（AFP）和大腸癌標記（CEA）都有偏高的現象，幸好李老太太都有定時間健康檢查，目前並沒有任何可疑的癌症；因為慢性腎臟病也有可能是造成癌症指數偏高的原因。潘醫師因此決定照原訂計劃開始替李老太太進行療程。

李老太太在接受了三次的異時共生血清置換療程之後，尿素氮與肌酐酸指數有了明顯的改善，腎功能也提升了大約 30% 【圖 079】，雖然李老太太的肌酐酸指數還是比正常範圍偏高一點，但是她的尿素氮（BUN）指數已經

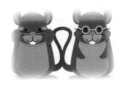

回到正常範圍，家人看到這個改善全都鬆了一口氣[16]。

李老太太也熱心地在鄰居當中開始去宣傳異時共生血清療法。更令大家感到開心的是，在做了療程之後，李老太太兩個原本偏高的癌症指數（肝癌標記和大腸癌標記）也都開始下降【圖 080】，目前看起來只需要定期做追蹤，就可以免除有關癌症的疑慮。

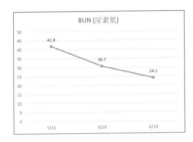
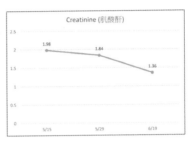

圖 079：腎衰竭個案在接受異時共生療法後，腎臟功能獲得了改善。

---

[16] 據 2017 年台灣腎病年報，在透析發生情況方面，分年齡別來看，以 40-64 歲透析發生數最多，75（含）歲以上次之。在伴隨共病症方面，以 2014 年新發透析患者來看，透析前一年比率前三高分別是高血壓（89.5%）、糖尿病（62.6%）及心血管疾病（52.7%）。透析後一年比率前三高分別是心血管疾病（12.4%）、消化性潰瘍（10.2%）及腦中風（6.6%）。

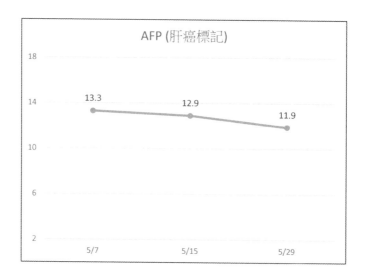

圖 080：腎衰竭個案在接受異時共生療法後，除了腎臟功能獲得改善，偏高的癌症指數也下降。

　　李老太太在接受治療的過程中有一個小插曲。她在接受第一次血清置換以後，就明顯的感受到身體活力的提升，讓她感到有點亢奮，所以在療法之後的第一和第二天晚上都不容易入睡，美中不足的是在做了第三次療法以後，李老太太有幾天感到些微的倦怠感，經過值班醫師電話諮詢，發覺李老太太的體溫血壓和心跳都是正常，可能是那幾天室外的溫度很高，導致輕微的中暑和飲水量攝入不足的原因，提醒多喝開水以後，症狀隨即解除，沒有需要做進一步的治療。

　　許多人會問到，做完異時共生之後，在日常生活中應

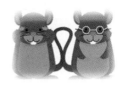

該注意一些什麼事項，潘扶適醫師每次都說應該保持過去的生活習慣，那也就是說不要改變日常的作息，也不要改變日常的服藥習慣，因為這樣才能夠有客觀的依據，讓大家看到異時共生血清置換療程的神奇效果。

（10）性功能

以潘扶適醫師進行了數千例異時共生療法的臨床經驗而言，男性的抗衰老病人和女性的抗衰老其實有些明顯的差異。男性病人相較於女性病人比較不敏感，對於抗衰老的需求也比較有特定性，那也就是性功能的改善；許多的男性菁英階層非常在意他們在事業發展蓬勃的時候，卻無奈地感到他們的性功能表現卻呈現下滑的現象。

潘扶適醫師表示對於這一些在事業上非常有成就的商務人士而言，由於他們日常處於非常高壓的狀態，加上時常需要應酬，所以無法維持健康的日常生活習慣，也大部分有潛藏性的微血管疾病，所以他們性功能的表現下降，事實上是有合理的依據。雖然市面上有威而鋼（Viagra）、犀利士（CIALIS）等等口服的性功能藥品，但是對於這些菁英人士而言，需要求助於藥物來幫忙改善性功能的表現，有損於他們對於自己高度的要求，所以前來求助潘醫師的抗衰老男性患者中，不乏針對性功能來要求改善的。

有趣的是，雖然這些男性患者心中對於性功能的改善都有高度的期待值，但是在諮詢的時候，卻鮮少有人會向醫師直接提出這個需求；等到完成異時共生療程後，這些患者也很少在回診的時候，表達他的性功能改善；往往都

是諮詢人員和接待人員在與客戶閒聊的時候，才會不經意的說他們在晨間勃起和性交時間長度和體力上的改善。

同樣的問題也發生在頭髮上面，大老闆一般不希望借助口服的柔沛（Finasteride）來維持他們的髮量；他們認為如果要靠藥物來維持茂密的頭髮，有失他們對自己高度的要求及尊嚴，當然也擔心柔沛對於男性性功能所帶來的負面影響。

這顯示男性愛面子的心理與女性善於表達及溝通的本能，在本質上確實有很大的不同。

楊先生是一位單身的工程公司老闆，他的業務繁忙，每次來診所接受治療的時候，都是一邊打針一邊還在電腦上工作，楊先生接受了三次的異時共生療程，在接受潘扶適醫師回診諮詢的時候，只笑笑的說他覺得體力好像有變好。但是在離開診所的時候，就會打開話匣子和負責的健康管理師，開始分享他接受異時共生療法後，所感受到的各種改變。他表示頭髮原本比較稀疏，接受療程以後，竟然開始長出了毛髮，而且這些新長出的毛髮底部都是年輕人的黑色；他另外也表示說，他每次打高爾夫球時，開球的距離可以增加大約 20 公尺，讓他在與球友打球的時候感到非常有面子。

最後，楊先生都會以與女朋友親密時間延長與強度的改善作為聊天的結尾，大家也都很替他感到高興。楊先生雖然有輕微的糖尿病，但是在飲食控制加上血清治療後，糖化血色素已經下降到正常的範圍，所以潘扶適醫師認為如果楊先生能夠繼續保持他健康的生活習慣，而且也常常

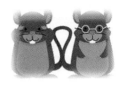

去打打高爾夫球做運動的話,那麼他只要每年回診接受血清檢查,再做一點簡單的保養療程就沒問題了。

（11）更年期

　　相較於男性對於性功能的在意,女性比較在意的則是更年期有關的各種問題。

　　王小姐是全職的媽媽,有兩位可愛的雙胞胎,表示照顧兩位雙胞胎的男孩,是一份非常具有挑戰性的工作,相較於之前的金融服務工作,讓她經常地感到精疲力盡。由於王小姐是 40 幾歲才懷孕,所以小孩子雖然還沒有長大,但是自己卻已經進入了更年期。

　　王小姐本身經濟情況相當優越,為了要有體力照顧兩位雙胞胎的小孩,就開始接受異時共生血清治換療程。第一次的療程王小姐感受到體力的提升之外,還感覺得她老花視力的明晰度也同樣的獲得改善。

　　由於照顧小孩十分繁忙,王小姐無法按時的接受療程,一般只需要一個月就可以完成的三次血清置換,王小姐花了大約 5 個月才找到時間把治療完成。有趣的是,治療完成以後的一個月,王小姐的月經竟然又來了。

　　王小姐表示,雖然進入的更年期,但是她從來不吃任何的營養品,由於擔心是其他婦科的疾病造成的流血,潘扶適醫師要求黃小姐回去她平常固定看診的婦產科診所,做詳細的檢查;檢查結果一切正常。

　　王小姐告知他的婦產科醫師有關更年期後月經又來的現象,也讓婦產科主治醫師嘖嘖稱奇。她的婦產科醫師表

示，如果我們有更多的案例，或許異時共生以後可以讓更年期早期的婦女重新懷孕，那麼這就是婦產科醫學上的一大突破。

（12）皮膚和頭髮

就身體內在而言，男性比較擔心的是性功能的表現，而女性比較擔心的是更年期的狀態；在外表方面，男生最在意的是頭髮，而女生則在意於臉部皮膚的老化問題。

幾乎所有的異時共生血清的女性患者，在接受完療程以後，都會和她的健康管理師表示，她的膚質狀態會變得比之前平滑很多，皺紋也會變少，而且斑斑點點的現象也會有些許的改善。由於大多數接受異時共生療法的患者，一開始的目的是在改善他體內的狀態，所以他們都很高興會有這樣的"副作用"。在門診時段常常聽到患者表示，他們的朋友看到他們都會說是最近有什麼喜事或者最近去做了什麼醫美療程等等，暗示異時共生療法雖然是針對體內老化器官的功能所設計的療程；然而就像許多保養品的廣告台詞一樣，異時共生血清可以有效的讓客戶的外表由內而外變年輕。這種改變可以說是逆向經皮異時共生，也就是所謂的相由心生吧！

毛髮方面的問題近年來逐漸取代傳統臉部的問題，成為醫美診所關注的重點；因為一頭濃密的毛髮和年輕的髮際線帶給人的年輕效果絕對不低於魚尾紋及法令紋等的改善。

雖然毛髮的濃密及顏色會隨著壓力、外在環境和飲食

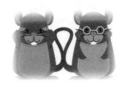

習慣有明顯的差異；相較於接受療程之前，異時共生患者的頭髮大都會變得比較黑，毛髮的直徑也會變得比較粗，毛髮的密度也會增加。異時共生所造成的毛髮改善，會有一種特別的現像，那也就是原本有灰白毛髮的患者，他接受血清治療後新增的毛髮根部會呈現黑色。尤其是患者如果平常有染髮習慣的話，他頭上的頭髮就會呈現一種「黑白黑」的斑馬現象；亦即：末端的黑是因為染髮而來的，中間的白髮是染髮後，異時共生療程前所生長出來的，底部的黑則是接受異時共生血清治療後所新長出來的年輕毛髮。

異時共生是一個完整的抗衰老療程，它藉由三個簡單的臨床步驟，亦即：排出體內有毒的老化血清，補充客製的年輕血清，和看情況適度移植體內不足的細胞。它不但能夠逆轉體內老化器官的功能，讓身體的機能恢復年輕活力，異時共生也可以讓客人的外表，尤其是毛髮和肌膚變得比較茂密和緊緻，顯現出一個整體的回春效果。

（13）減重
　　C 小姐是潘扶適醫生在吉隆玻合作醫生診所的諮詢師，她雖然年紀還不到 30 歲，但是由於較早出社會工作，而且已經結婚好幾年，所以相較於同年齡女性，顯得十分成熟。C 小姐的工作能力很強是該診所諮詢師裡面表現最好的，所以他的主治醫師就帶她一起到香港及台灣旅遊作為他工作的獎勵。由於她的主治醫師是潘醫師在吉隆玻合作的醫師，所以 C 小姐就陪同一起到潘扶適醫師的診所

進行洽公。閒聊的時候，C 小姐表示她對於目前的工作及生活都感到十分的滿意，唯一困擾的事情是：她的體重經歷了許多各式各樣的減重療程之後，仍然沒有下降的趨勢。他聽到潘醫師提到異時共生是一個能夠快速逆轉老化的方法就隨口問潘醫師異時共生是否能夠提高身體的新陳代謝，來幫助她達到減重的目的。

潘扶適醫師想了一下表示，肥胖本身有兩種狀態：一種是跟生活習慣與遺傳基因有關，另外一種是與老化及新陳代謝低落有關的。由於異時共生本來是一個針對老化相關疾病的治療方法，而 C 小姐的年紀還很輕，所以理論上利用異時共生來改善她的肥胖問題，所能得到的效果應該不會很好。C 小姐聽到了潘醫師的解釋，不免在臉上露出了遺憾的表情。這個時候 C 小姐的主治醫師，表示為了獎賞 C 小姐在工作上傑出的表現，決定出錢讓她接受一次異時共生的療程，由於雙方本來就是合作的關係，潘醫師就應允了她們的請求。

C 小姐做完療程之後的隔天，就和她的主治醫師回到吉隆玻，由於潘醫師本來就不認為異時共生療程可以用來改善年輕人的肥胖問題，所以就逐漸地淡忘了這件事情。大約過了六個星期之後，潘扶適醫師又到吉隆玻進行演講，這時候和 C 小姐再度巧遇，結果竟然快要認不出她來。C 小姐高興得向潘醫師表示：她回來以後，開始進行簡單的間歇性異時共生療法，不知道是否是間歇性斷食療法和異時共生產生了 1+1 大於 2 的效果，在六個星期中竟然輕輕鬆鬆地瘦了 6 公斤；體型改善的程度讓她的腰圍少了好

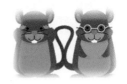

幾吋，所有的衣服必須重新購買！

　　雖然 C 小姐的減肥效果非常的令人驚艷，但是潘扶適醫師認為異時共生是一個治療跟老化相關疾病的技術，只能用於改善因為新陳代謝減緩所造成的中年發福狀態；年輕人的減重還是應該藉由健康的飲食和良好的運動習慣來治療比較正確。當然，潘醫師還是對 C 小姐的減重效果感到非常的開心。

31.異時共生有臨床研究論文嗎？

（1）實證醫學是什麼？

近年來由於人口老化的海嘯來襲，加上傳統產業、半導體產業及資訊產業趨近飽和，各行各業的市場大多由跨國企業和財團所霸佔，抗衰老醫學及其他相關產業就成為全世界創新經濟的領頭羊；無論規模大小，所有的公司都想要和生技產業有所連結；除了傳統藥廠及健康食品廠外，幹細胞公司和臍帶血銀行也如雨後春筍般地在全世界各地設立。連不帶商業色彩的大學及研究所也開始鼓勵生物科技相關系所教授留職停薪，將研究成果技術轉移到產業去。美容美體及 SPA 等相關產業當然也不落人後，紛紛開發出各種號稱天然的保養品，並將之冠以生物科技的抬頭。

這幾年來在 Facebook、IG、Twitter 等社群媒體越來越發達的狀況下，廣告行銷不再是大公司所專有；剛剛創業的公司或個人工作室都可以小規模的進行，（如：微商，網紅等）這些個體戶或小規模公司的宣傳手法非常靈活，主管機關又不易管轄，以至社群媒體充斥著大量紊亂的訊息。民眾在這些資訊的轟炸之下變得疲累，無從判斷它們的真假，非常容易被誤導；也造成主管機關，在保障民眾健康福祉及消費權益上管控的漏洞。

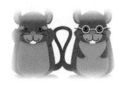

　　這些跟老化有關的產品都跟個人的健康行為與疾病的控制或治療有關，如果因此造成身體的傷害或者耽誤了應該治療的時機，非但影響治療的機會，也可能造成不可逆的後果。近年來大陸的魏則西幹細胞治療癌症事件[17]，還有台灣鹿胎盤的高國華事件[18]，都對抗衰老產業的形象帶來極大的負面影響。

　　為了讓消費者能夠快速的分辨出廠商或者相關人員所提供的資料是否有實際的依據，早在 2000 年有一群醫師開始倡導一個叫做實證醫學（Evidence Based Medicine）的運動，希望將所有臨床論文及資訊，按照它的可信度加以分類，給醫師更明確的治療指引（Treatment Guide Line）。

　　抗衰老實驗的可信度由低到高可以被區分為：細胞實驗，動物實驗，及人體試驗三大類。

　　最簡單的生物科技實驗是在實驗室利用各種不同細胞所進行的，這些實驗結果是用來做分子生物學或細胞生物

---

[17] 魏則西事件是 2016 年 4 月至 5 月間發生在中國的一起牽涉醫療詐欺廣告及網路搜尋服務公司未盡企業社會責任的社會事件。受害者魏則西及其家人因在百度推薦的武警北京市總隊第二醫院接受了未經審批且效果未經確認的治療方法，導致耽誤治療，最終於 2016 年 4 月 12 日不治去世。資料 2020 年 8 月 7 日取自
https://zh.wikipedia.org/wiki/%E9%AD%8F%E5%88%99%E8%A5%BF%E4%BA%8B%E4%BB%B6
[18] 補教名師高國華患有乾癬症，於 2018 年 6 月接受媒體採訪時表示，因為吃了要價不斐的鹿胎盤膠囊，症狀加劇，全身長滿紅斑，奇癢無比，甚至因搔抓而流血，連夏天也只能穿著長袖，日常生活嚴重受到影響。引自
https://www.commonhealth.com.tw/article/article.action?nid=77525

學研究的。雖然人是由細胞所組成的，但是實驗室裡培養的細胞和人體內細胞的表現，則是截然不同的。如果廠商依照實驗室細胞實驗的結果來治療人體的話，會產生很大的風險，所以細胞實驗產生的結果可信度是最低的。

接下來是動物實驗。傳統的動物實驗必須由小老鼠開始，然後依序用中型動物到大型動物和靈長類動物來進行。近年來，由於動物保護團體的意識高漲，除了小老鼠以外，大部分的動物實驗都不容易通過動物實驗倫理委員會的審查，也因此不容易執行。大部分的廠商都是以小老鼠（小型哺乳類動物）實驗的結果，來宣告他們療程或產品的動物實驗結果。

但是小老鼠體重只有人體的不到 1/200，小老鼠基因的複雜度與蛋白質體相較於人體更是簡單許多，因此除了類似自噬反應等極少數在進化論上非常保守的生物化學反應和生理機能外，小老鼠實驗的結果實在不足以反映到人體上，無法替代人體臨床實驗的重要性。

美國食品藥物監督管理局 FDA 曾經表示，92%的藥物經動物實驗證實安全有效之後，在臨床試驗結果為無效或有害；這也就是說動物實驗的藥物結果 90%以上和人體的結果是不一樣，甚至於是相反的。如果冒然的依照動物實驗的結果，就讓人體使用相關的藥物或接受相關的治療，風險是相當高，且效果也一定會不如預期。

雖然有許多公司或廠商常常利用小老鼠實驗的結果，來推廣來宣稱他們產品或治療的效果，但是如果要宣稱療效的話，至少必須以簡單的人體實驗的結果。

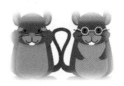

　　一般而言，人體實驗可以分為 5 個級別【圖 081】，級別越高可信度就越高，級別越低的話可信度就越低。這幾年來，由於醫學界對於實證醫學的重視，幾乎所有的期刊論文，只要是跟人體倫理委員會有關，都被審查委員賦予正確的級別。

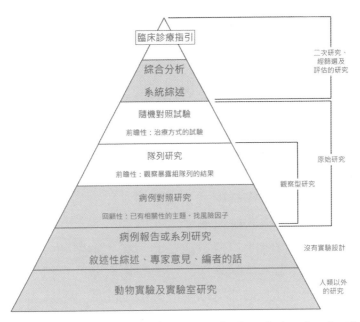

圖 081：實證醫學中人體實驗可以分為 5 個級別，級別越高可信度就越高。

　　人體臨床實驗最低的級別叫做專家意見（Expert Opinion，Level 5）。基本上就是執行相關科系的專科醫師針對單一臨床案例的報告。往上一級人體臨床級別則是系

列病例（Case Series，Level 4），也就是由相關領域的醫師或專家，整合連續相關案例，進行分析比對的結果。

接下來人體臨床研究為：病例對照（Case-Control Study，Level 3）及世代研究（Cohort Study，Level 2）兩種。前者觀察接受治療的病人和沒有接受治療病人的差異性；後者則是觀察治療方式的影響並且長期追蹤其結果。

臨床實驗的最高級別（第一級，Level 1）就是隨機雙盲控制組（Randomized Double-Blind Control Study）臨床研究。這也是最可靠的臨床實驗結果，進行實驗的醫師會將病人參與的標準嚴格規範，然後隨機分為實驗組及控制組；實驗組接受研究者所探討的治療方式，控制組則是接受安慰劑的治療；整個實驗進行期間沒有任何人可以預知實驗的結果；除非有重大的意外事件，實驗的結果會在整個臨床試驗的標準作業程式完成之後，才公佈受試病人的組別，這就是俗稱的解盲。

雖然臨床實驗的證據有嚴格的規範，新藥開發也幾乎全部都以雙盲臨床實驗來作為新藥是否有效的依據；但是並非所有的治療方式都可以用最高級別的雙盲臨床實驗來證明它們的效果。舉例來說：常見的整形手術就無法以雙盲的方法來證明左右兩邊手術的效果。。

一般臨床指引建議至少以第四級的案例系列作為療程可信度的門檻。

近年來，從事抗老健康食品或保養品的傳銷公司為了推展他們的業務，開始在說明會場安排案例分享，希望藉此讓參予者增加信心。然而這種商業的案例分享並不屬於

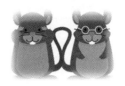

臨床實證醫學的範疇，也不合乎動物實驗的精神；充其量只能算是商業行銷的手段，完全不具有任何臨床實證的意義。不明就裡的病患受到這種商業行為的誤導，常常會延誤就醫，以致於喪失早期治療的機會，因此導致病患家屬針對抗老商品的詐欺訴訟層出不窮，大量浪費社會資源。

接著我們依照動物實驗及人體實驗，依序檢視異時共生療法的實證醫學等級。

（2）異時共生療法的實證

I.異時共生動物實驗

自從蘭多博士在 2005 年重新啟動有關異時共生的動物實驗以後，許多的科學家也重新思考，如何設計適當的療程來模仿連體異時共生，以便達到逆轉老化的效果

雖然許多人都直覺的想到，利用簡單輸入年輕血液來取代連體異時共生，但是在文獻上最早提出這樣做法的是 2014 年的懷斯科雷，他在 2014 年研究異時共生對小老鼠腦部退化的效果時，首先採取這樣的做法，他替老老鼠在 3 週內注射了 8 次 100 微升的年輕血液，結果得到跟連體共生一樣逆轉老化的效果。

連體異時共生實驗時所發生的血液共用，並不單純的只是輸入年輕血液中的有益物質，2016 年康博伊博士發表在的自然期刊的論文，探討了老血中可能有抑制器官功能的物質，結果發現老血中的抑制物質，對於器官的所產生的抑制效果，其實是遠大於年輕血液中有益物質，對器官的有益效果。

　　由於進行異時共生的時候，老少配動物所交換的血液裡面還是含有少量的血液幹細胞和間質幹細胞，所以廣義來說，幹細胞靜脈回輸方式也是屬於異時共生的範疇。

　　但是就如潘扶適醫師根據物理化學原理建立的異時共生模型顯示：要成功的複製異時共生快速逆轉老化的效果，必須按照排出有毒物質，增加有益物質，補充不足細胞三個步驟依序進行；所以無論是單純的排除有害物質，或者注射年輕的血液，乃至於進行靜脈幹細胞注射，都只是異時共生的一部分，不足以反映卡雷爾博士連體異時共生的全貌，也因此造成相對應的臨床治療效果不彰，延緩了人類達成逆轉老化目標的時間。潘醫師的模型也奠定了以後臨床異時共生的理論基礎。參考網站：
【 https://www.uchicago.cn/events/alumni-event-fountain-of-youth/ 】。

　　II.異時共生人體臨床研究
　　II-1.單獨有益物質怎麼加？
　　雖然異時共生逆轉老化的動物實驗，是最早在 1904 年左右，由芝加哥大學的卡雷爾博士年進行的手術連體異時共生實驗，在身體上的應用，則是由瑞士尼漢斯醫師所開發的草原療法（即利用羊胎萃取物，經過肌肉注射，讓客人恢復年輕的臨床療程）以及日本的胎盤素注射針劑。

　　可惜的是，尼漢斯醫師醫師和日本的胎盤素公司（Laennec 及 Melsmon），由於不明原因，都沒有任何可供證明他們產品效果的客觀檢驗證據；雖然他們都有許多

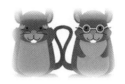

滿意的客戶，可惜無法讓絕大部分的醫師和科學家信服，當然也不被能取代真正的異時共生。

至於近年來常被提到的美國 Ambrosia 公司（幫助矽谷大亨藉由圈養附近大學的學生，然後定期輸入他們的血液），雖然宣稱施打年輕的血液可以讓人變年輕，但是單純的輸血，沒有伴隨前置的排毒療程，以致於療程效果不明確，反而曾經因此被美國 FDA 提出警告，因而暫停營業；被視為是投機取巧的商業異時共生療程。

有別於 Ambrosia 快速進入市場的策略，史丹佛大學蘭多博士研究室的成員：在哈佛大學還有韋傑斯教授，在史丹福大學的合作夥伴懷斯科雷等，就按部就班地分析年輕血液中的蛋白質，希望從裡面找到有益於逆轉老化器官的物質，韋傑斯博士的實驗室分離出了一個叫做 GDF-11 的蛋白質，在進行動物實驗幾年後，近期也進入人體臨床實驗的階段，目前已經針對充血性心力衰竭（Congested Heart Failure）進入臨床第二期實驗。

懷斯科雷實驗室的做法和韋傑斯博士的實驗室有點不同，前者的實驗室認為年輕血液中的有益物質應該不是單一的蛋白質，所以他們針對 4250 位從 18 歲到 95 歲的志願者血液，進行分析 2900 種蛋白質，希望找到一個可以逆轉老化的蛋白質複方。他們利用分子量來區分有益物質的區間（Fractionated Plasma），在近期內已經開發出幾種不同的人造血清配方，開始進行臨床第一期及第二期的研究【Alkahest Website】。

在美國德州婦產科迪安・金茲伯格醫師（Dr. Dian

Ginzberg）則是透過成立一家叫做 Ginstitute 的功能性醫學診所，來提供簡單的血清療程。他們採用血庫裡面由年輕人所捐贈的新鮮冷凍血漿，做為有益物質的來源，成功地申請到進行巴金森氏症以及多發性硬化症的人體臨床實驗許可；讓有需要的病患透過臨床實驗許可來接受年輕血漿置換療程。

II-2.單獨有害物質怎麼排？

雖然排除血液中的毒素對於逆轉老化的重要性，在2016 年才由康博伊博士證實；然而臨床醫學界有關排除體內毒素的療法已經行之有年。從早期中醫的拔罐放血等民俗療法到後來的大腸水療、酵素類的健康食品，乃至於利用靜脈注射 EDTA，和透過平常用來治療一些神經病毒感染疾病的血漿置換術等琳瑯滿目的方法，都是可以用來排除血漿中毒素的手段。

雖然螯合療法是行之有年的排毒方法，但是卻缺乏實證醫學的論文。台灣陽明大學和榮總及高雄阮綜合醫院的醫師合作，在 2017 年發表了 EDTA 螯合療法和抗氧化劑的健康食品，對於體內含有超標二價鉛或鎘元素的心血管疾病患者的治療效果。結果發現病人體內的重金屬在接受療程三個月後會明顯下降，而心血管內皮細胞的前驅細胞數目和心血管的流速及擴張程度則會增加；等於間接地證實了螯合療法在特定心血管疾病的治療效果。

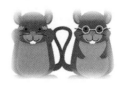

II-3.兩段式異時共生怎麼做？

就像輸入年輕血液一樣，單純的排除血漿中的毒素，也無法顯現連體異時共生的全貌，所以潘扶適醫師建議臨床異時共生必須包含排毒、補充有益物質，及補充不足細胞三個部分。因為有些接受異時共生療法的病人，年齡比較年輕或和狀況比同齡的人好，所以身體裡面的幹細胞數目還沒大幅度減少，所以第三個步驟其實是可以省略的。換言之，異時共生療程可以分為兩種，一種是適合年齡比較大或者身體狀況比較差的三段式異時共生療程；另外一種是適合年齡比較小或者身體狀況比較好的兩段式異時共生療程。

兩段式的臨床異時共生的概念由多布裡醫師在 2013 年所提出。多布裡醫師早期得到美國國家衛生研究院（National Institute of Health）的資助，在哈佛大學的麻省總醫院完成了臨床免疫和免疫病理學的博士後研究，並且成為美國第一位洗血專科醫師。他在 Journal of Clinical Apheresis 發表一篇叫做〈利用間歇性異時血漿置換來作為延緩細胞老化方法的假設〉（Intermittent heterochronic plasma exchange as a modality for delaying cellular senescence—A hypothesis）的理論論文中明確地表示：因為人口老化，所以退化性的疾病越來越多，也造成各個已開發國家龐大的經濟負擔；然而，醫學雖然進步，但是卻缺少治療這些退化性疾病的方法。由於連體異時共生在真實的世界無法進行；所以建議利用 FDA 已經批准的血漿置換療程來替代手術連體的必要性。

　　同年他又在 American Society for Apheresis 在丹佛的主題演講論述中表明，利用血漿置換術排除有害的物質，然後再補充有益的物質，可能可以延緩老化甚至逆轉老化。多布裡醫師也表示，要補充血清中有益的物質，可以使用血庫裡面的新鮮冷凍血漿（Fresh Frozen Plasma）或者使用由年輕人捐贈的血清白蛋白及免疫球蛋白。多布裡醫師的假設雖然沒有被臨床化，但他的想法，為後來異時共生抗衰老醫師引起了很大的啟發作用。

　　不知道是否是受到多布裡醫師博士的影響，全球著名血清藥廠之一的西班牙 Grifols 公司，開始針對利用血清白蛋白和免疫球蛋白來治療老化相關退化性疾病產生興趣。他們經過數年的努力，針對阿茲海默症的病人，在歐洲和美國進行臨床一期安全性研究及臨床二期的研究。

　　Grifols 公司表示，阿茲海默症主要成因是人體血液慢性發炎導致的胰島素阻抗和一種叫做 Ab 的蛋白質在海馬迴的部位的沉澱，所造成的結構性破壞導致短期記憶喪失。

　　Grifols 公司的科學家認為如果在血液裡面輸入健康的血清白蛋白和免疫球蛋白的話，一方面免疫球蛋白可以控制血液的發炎反應，減少蛋白質的沉澱，另一方面乾淨的血清白蛋白，可以利用滲透壓及濃度差，讓致病的有害蛋白質附著在乾淨的表面上（類似海綿吸水一般的效應）；然後透過血漿置換術將之排出體外；如此一來，就可以減少腦部不正常蛋白質的沉澱，進而延緩阿茲海默症惡化的速度。【圖 082】

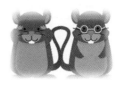

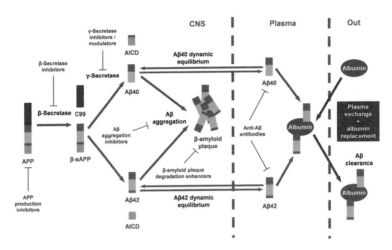

圖082：在血液裡面輸入健康的血清白蛋白和免疫球蛋白，可以控制血液的發炎反應，讓致病的有害蛋白質附著在乾淨的表面上；然後透過血漿置換將之排出體外，進而延緩阿茲海默症惡化的速度。

圖片來源：https://doi.org/10.1016/j.trci.2019.01.001

　　Grifols 公司花費了大量的資金，在歐美進行了多中心的臨床實驗，共有美國 22 個醫學中心及西班牙 19 個醫學中心參與。在他們的臨床實驗檢視了接近 500 位輕度或中度阿茲海默症患者，讓他們定期接受血漿置換術，一方面排除血中有毒的物質，一方面補充血清白蛋白和免疫球蛋白的注射。

　　他們將所有的臨床實驗病人分為四組，分別是 5%和 20%的血清白蛋白±免疫球蛋白。所有的療程都是 14 個月。在一開始的六個禮拜每個病人每週都接受一次血漿置

換術，其餘的 12 個月則為每月一次的血漿置換術。

　　Grifols 公司的臨床實驗結果最後顯示，如果利用 MMSE 作為追蹤阿茲海默症惡化的情況，並定期接受血漿置換術及血清白蛋白和免疫球蛋白注射的話，阿茲海默症患者惡化的速度可以降低 71%【圖 083】，這對於全球數千萬的阿茲海默症患者，是一個重大的好消息，可惜進行血漿置換術需要昂貴的設備，而且免疫球蛋白的費用非常的昂貴；目前還沒有任何公司願意投入足夠的資金可以進行第三期實驗。

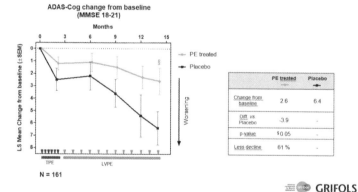

圖 083：臨床實驗結果顯示，定期接受年輕血漿置換，阿茲海默症患者惡化的速度可以延緩 71%。

圖片來源：

https://www.prnewswire.com/news-releases/grifols-demonstrates-a-significant-reduction-61-in-the-progression-of-moderate-alzheimers-disease-using-its-ambar-treatment-protocol-300738956.html

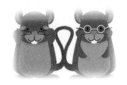

32.AMBAR 影響？

　　由於 AMBAR 實驗有效的結果，全美各地的實驗室開始加強將連體異時共生推到臨床實驗的力道。

　　跟 Alkahest 公司一樣，阿拉巴馬大學的卡契爾教授（Katcher）就和洛杉磯大學的霍瓦奇教授（Horvath）合作，希望利用 Fractionated Plasma 來逆轉老化器官的功能；有別於其他的公司，由於霍瓦奇教授具有利用甲基化 DNA 來直接測量細胞老化程度的實驗技術，所以他們的實驗能夠明確地顯現經過血漿治療以後,細胞的年齡確實能被逆轉。

　　證實老血有毒的康博伊教授，也繼續往臨床的道路不斷的推進，有別於其他的實驗室，康博伊教授證明血液中的毒素在器官老化過程中所佔有的地位，遠遠超過有益物質的地位，所以她比較傾向於開發能夠更有效的排出血中有毒物質的技術。她與提出兩段式的異時共生的多布裡醫師合作研究發現，將老化血中毒素排出體外之後，只用血清白蛋白來維持滲透壓的話，也可以達到一樣甚至更有效的逆轉老化器官功能的效果，由於血漿置換術是一個 FDA 已經批准的技術，所以他們認為這將是一條將臨床異時共生市場化的捷徑。

33.異時共生需要移植幹細胞？有效嗎？

　　因為傳統的間質幹細胞治療只是單純的將體外培養的自體或異體幹細胞，經過靜脈注射進入體內；所以大部分會死於有毒的血液裡面，只有少部分的細胞會黏附在患者的肺部，然後藉由分泌各種細胞因子，來發揮遠距調控身體功能的效果。

　　由於幹細胞移植的存活率非常的差，所以一心想要證明幹細胞移植效果的業者，不明就裡，就不斷地增加植入細胞的數目，以至於費用越來越高。

　　就算最終有部分的幹細胞存活下來，間質幹細胞植入體內以後，變成調控細胞，數目如果是太多的話，調控的效果將會互相牴觸掉，反而會造成調控系統的混亂，導致效果低落。更嚴重的是，那些無法存活的的幹細胞會釋放出大量的自由基到血液裡面，反而對患者的身體造成更大的傷害。

　　由於歐美國家主要的死因主要是急性心血管疾病，以及心肌梗塞後所造成的慢性心臟衰竭疾病；歐美的幹細胞研究大多聚焦於如何利用間質幹細胞來改善退化的心臟功能，邁阿密大學的約書亞記・海爾（Joshua Hare）教授就是其中的佼佼者。

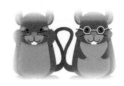

　　他成功的從骨髓分離出間質幹細胞，研發出如何讓間質幹細胞在培養過程中保持穩定而不分化的儲存技術，然後成立了 Longeviron 公司來建立完整的間質細胞庫，提供細部的配對，並從事有關利用異體骨髓間質幹細胞來治療心臟疾病的工作。

　　海爾教授在 2017 年發表了兩篇有關利用幹細胞來治療老年衰弱症的重要論文，他的研究顯示間質幹細胞的移植，可以在患有衰弱症的病患體內造成可量測的差異性。大多數接受過間質幹細胞治療的患者，在肌力，免疫力還有性功能方面，都會有 10%以上的改善；這是幹細胞抗衰老醫學界目前唯一的雙盲控制的臨床實驗結果。

　　最有趣的是，海爾教授的實驗間質幹細胞治療衰弱症的臨床效果與幹細胞的數目有密切的關係，如果將實驗組細分為高劑量與低劑量兩組的話，那麼低劑量組所產生的臨床效應會比高劑量的那組好很多【圖 084】。

　　海爾教授的臨床實驗間接證實：雖然幹細胞靜脈回輸，對於全身沒有直接的抗老效果；但是藉由分泌細胞因子來調控身體免疫功能，仍然能夠對患者提供快速即時的調控作用，所以它在異時共生療程中的角色仍然不能被忽略。據此，雖然幹細胞移植不是異時共生必要的步驟，潘扶適醫師在建立異時共生模型的時候，最後還是決定將間質幹細胞移植納入臨床異時共生的標準作業程式，成為第三個步驟，也是唯一由醫師決定要選或不選的步驟。

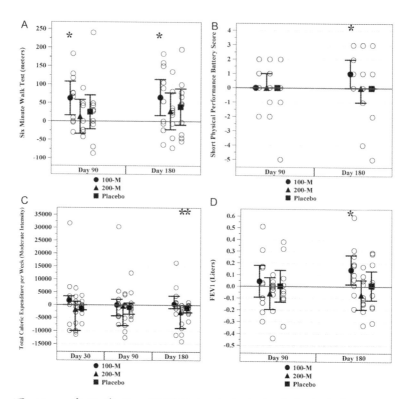

圖 084：實驗發現，間質幹細胞治療衰弱症的臨床效果，
與幹細胞數目有密切關係，但低劑量組所產生的臨床效應
會比高劑量組好很多。

圖片來源：https://doi.org/10.1093/gerona/glx137

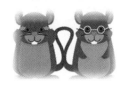

34.潘扶適醫師的三段式臨床異時共生

　　為了能夠完整的實施連體異時共生快速逆轉老化的效果，潘扶適醫師利用異時共生的定量模型進行計算，然後將多布裡醫師提出的兩段式異時共生療程，結合海爾教授的間質細胞移植療法，並加以修正，推出能夠完整替代連體異時共生的三段式臨床療程。

　　多布裡醫師的兩段式異時共生的療程有幾個缺點：

一、血漿置換術費用高昂，而且有千分之一中風的風險。

二、血漿置換術所採用的血清白蛋白和免疫球蛋白費用高昂。

三、血清白蛋白和免疫球蛋白無法替代血液中半衰期短的細胞因子成份。

四、新鮮冷凍血漿捐贈者的實際年齡一般都在 20 歲左右，效果相對有限，而且有感染的風險。

　　以下詳細說明潘扶適醫師所提出的三段式異時共生臨床療程的主要概念。

（1）排毒如何優化？

　　兩段式異時共生採用的排毒方法是已經批准的血漿置換術，雖然安全有效，但是還是有幾個明顯的缺點，首先，

執行血漿置換術的時候，因為需要高速流量的關係，所以至少要有兩隻 18G 的靜脈留置針（一進一出兩個針口）；然而（除了中年的男性商務人士以外）大部分接受異時共生療程的年老男女靜脈比較脆弱，尤其是東方女性，她們的靜脈都比較小，無法容納利用血漿置換機器排毒時所需要的 18G 靜脈留置針。

其次，血漿置換術因為必須將人體所有的血液通過一個過濾網，然後排出特定分子量範圍的蛋白質，這種做法一方面並無法完整的去除所有的有害蛋白質，另一方面無法避免人為操作的疏失所造成的感染風險。

最後，大部分的患者對於看到自己全身的血液暴露在身體外面，在心理層面會產生相當大的恐慌感，伴隨著血壓的下降和心跳的增加，讓整個過程變得非常緊張，所以傳統的血漿置換術在非緊急的狀況下，患者的接受度非常差。

血漿置換術進行的時候，必須要有專門的技術員在旁邊輔導，療程進行期間大約 4 個小時，由於血漿置換的機器及設備大約 100,000 美金以上，加上每次需要千美金左右的耗材，因此每次費用需要 5000 美金左右。

至於其他的排毒療法雖然比較便宜，都是屬於間接性的血漿排毒，以酵素排毒和大腸水療排毒為例，雖然過程溫和安全，但是無法快速呈現效果，所以只限於少數有時間慢慢進行排毒的客人來使用。

經過各方面的評估，最後潘扶適醫師決定採用的是最簡單而且幾乎沒有成本的放血療法；一方面捐血本來就是

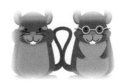

合法而且為大家所熟悉的過程，另一方面則是在捐血的體積，男性每次可以高達 500 毫升（女性限制在 250 毫升）每次可以有效的排除百分之 6 到 10 的有毒物質。

　　為了驗證利用放血來排除血中毒素的效果，潘扶適醫師針對 150 位異時共生的患者，進行了血漿毒性和活性的比對檢驗，結果顯示雖然患者血液的活性需要進行至少二到三次的療程，才能夠獲得明顯的改善，相反的，患者血中的毒性卻絕大多數可以在一或二次放血以後，就獲得改善，一般而言只要完成一到兩次療程，患者的血漿毒素就可以減少 50% 以上。

（2）補益如何優化？

　　兩段式異時共生的主要推手多布裡醫師和康博伊博士都是在美國的加州，他們採用的是血漿製造商的血清白蛋白和免疫球蛋白。由於血清白蛋白和免疫球蛋白都是昂貴的蛋白質成分，如果每次都使用高濃度的白蛋白和球蛋白的話，那麼治療的費用會偏高。

　　此外，依據懷斯科雷對於年輕人及老年人蛋白質體的分析結果顯示，雖然年輕人血漿特有的蛋白質種類只有數 10 種，然而單純的血清白蛋白和免疫球蛋白，過於簡單，不能正確的模擬連體異時共生所帶來的血漿變化。

　　於是潘醫師就應用他在金邊所蒐集的青少年血清的分析結果，與懷斯科雷所建立的蛋白質體資料庫進行比對，開發出利用市售蛋白質針劑來讓患者血中蛋白質濃度恢復到青春期狀態的技術。

由於這些蛋白質成分各自的半衰期並不一樣，所以潘扶適醫師進一步將短效期的蛋白質與靜脈注射的長效型蛋白質成份加以分開，然後按照不同週期替患者注射，來完整反應連體異時共生所帶來的效果。

（3）移植如何優化？

由於接受異時共生療程的患者年齡都已經超過 50 歲，所以客戶本身幹細胞的品質相較於年輕人或出生嬰兒的臍帶血幹細胞，都明顯的不足，為了達到最佳的效應，經過多方評估，由於各國都有完整的臍帶血庫，而且提供政府認證過的平價臍帶血幹細胞株，潘醫師決定採用各國政府的臍帶血庫的臍帶間質幹細胞作為幹細胞的來源。

在移植之前的首要步驟，是先確立客戶的血漿毒性和活性，如果客戶的血漿毒性偏高的話，那麼植入的臍帶幹細胞存活率會趨近於零，等於是將珍貴的幹細胞直接拋棄一樣，另外，如果患者的血漿活性不好的話，幹細胞只會黏著在肺部，然後快速的進入休眠的狀態，無法按照患者身體的狀態生產相關細胞因子，因此臨床效果也會不好。

潘醫師按照海爾教授的實驗結果，採用漸進式的幹細胞移植，也就是每次移植少量的間充質幹細胞，然後逐次評估它所帶來的效果，如此一來，不但效果大幅提升；所需要的幹細胞數目只有原來的 5%左右，大幅降低了治療的成本和費用。

三段式的異時共生療法，也可以搭配兩段式的異時共生療法來使用。一般商務人士如果想要確保他的活力，肌

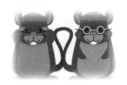

力及改善亞健康狀態的話，大都只需要每年進行一個三段式的療程，然後再用每月或每兩個月一次的二段式異時共生療程，就可以達到保有年輕健康活力的目的。

　　至於已經進入慢性疾病狀態的患者，必須透過醫師諮詢，根據完整的血液檢查，再由受過認證的技術人員透過資料庫來進行比對及計算，來規劃對客戶最有效益的客製化療程。

35.眞的嗎？科學進展三部曲

芝加哥大學化學系美國科學院院士岡武史（Takeshi Oka）教授表示：就像所有科技的發展，都要經歷探索（Discovery）發展（Development）推廣（Delivery）及商業化（Commercialization）等四個階段一樣；科學界所有重大的進展也要經歷下列三個階段。

第一個階段是不可能的批評（Impossible）：由於具有遠大眼光的科學家所看到的是無法為大多數人所體會，所以當卡雷爾博士和多布裡醫師提出連體異時共生和臨床異時共生概念的時候，大部分的人都嗤之以鼻，認為這是不可能的事情。

第二個階段就是懷疑（Skeptical）及同業汙衊，新的科技開始上市的時候，為了存活，必須開始收費，所以開始有利益的考量，因此有許多科學家會被認為是為了獲取個人的私利在欺騙大眾。加上既得利益者必然的防衛心及文人相輕的心理作祟，同業惡意攻擊成為常態。

第三個階段是接受（Obvious）的階段，到了這個階段，經過學術論文的發表，眾多使用者的背書，及媒體報導，科學的新發現就會為社會大眾所熟悉，相關產業的業者如果不知道反而被會被認為是跟不上時代。從事相關產業的人士為了維持顧客關係被迫從對抗的立場，轉換成投資及

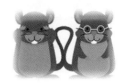

接受新的技術。

　　異時共生療程經過了 100 年的發展，至少數萬人的體驗，到了今天仍然處於萌芽階段，所以仍然會受到大部分醫師及科學家的質疑及挑戰。

36.懷孕就是異時共生

　　異時共生並非只有連體異時共生和全靜脈異時共生兩種。自然界女性哺乳類動物的懷孕功能，其實也是一種異時共生的表現。有別於卡雷爾博士的連體異時共生，所連結的是體積大約相等的一老一少兩隻老鼠；懷孕異時共生老少配時的體積並不對等【圖 085】，所以應該被視為是不對稱連體異時共生。

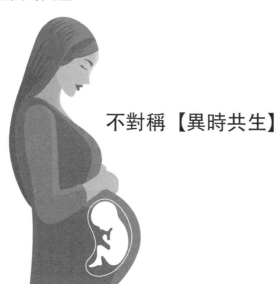

不對稱【異時共生】

圖 085：懷孕是一種老少體積大小不對稱的異時共生。
圖片來源:Freepik.com

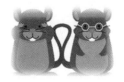

　　為了比較各種不同異時共生的效益，潘扶適醫師設定了一個叫做 HPI 的指數（Heterochronic Parabiosis Index）。他將這個指數定義為 HP=重量比 x 連體時間。一般胎兒在最後三月平均重量大約是 3 公斤左右，而母親的體重大約是 60 公斤來計算，所以胎兒的體積只有母親的 20 分之 1，至於連體的時間大約是 90 天左右，如果將百分之 5 乘以 90，那麼可以得到的異時共生指數為 4.5，至於卡雷爾博士連體異時共生的體積比是 1.0，而連體時間是十天天左右，我們相乘以後，可以得到異時共生指數為 10.0，所以科學家認為懷孕對於母親身體功能的臨床回春效果，大約等同於手術連體異時共生的 50%【圖 086】。

Rejuvenating effect of pregnancy on the mother

Tal Falick Michaeli, M.D.,[a] Yehudit Bergman, Ph.D.,[a] and Yuval Gielchinsky, M.D., Ph.D.[a,b]

[a] Rubin Chair in Medical Science, Department of Developmental Biology and Cancer Research, IMRIC, Hebrew University-Hadassah Medical School; and [b] Department of Obstetrics and Gynecology, Hadassah-Hebrew University Medical Center, Jerusalem, Israel

Aging is associated with reduced tissue regenerative capacity. In recent years, studies in mice have shown that transfusion of blood from young animals to old ones can reverse some aging effects and increase regenerative potential similar to that seen in young animals. Because pregnancy is a unique biological model of a partially shared blood system, we have speculated that pregnancy would have a rejuvenating effect on the mother. Recent studies support this idea. In this review, we will summarize the current knowledge of the rejuvenating effect of pregnancy on the mother. (Fertil Steril® 2015;103:1125–8. ©2015 by American Society for Reproductive Medicine.)
Key Words: Aging, regeneration, rejuvenation, pregnancy

Discuss: You can discuss this article with its authors and with other ASRM members at http://fertstertforum.com/michaelit-rejuvenation-pregnancy-mother/

Use your smartphone to scan this QR code and connect to the discussion forum for this article now.*

* Download a free QR code scanner by searching for "QR scanner" in your smartphone's app store or app marketplace.

圖 086：懷孕對母體具有抗老回春的效果。資料來源：fertstert.org

　　以色列希伯來大學（Hebrew）的塔爾•邁克爾（Tal Falick Michaeli）、耶胡迪特•伯格曼（Yehudit Bergman）和尤瓦爾•吉爾欽斯基（Yuval Gielchinsky）等三位學者，就利用人類學的資料來探討懷孕對於一個母親的回春效益。他們依照人口統計的資料來比對，懷孕對於母親壽命的效果。他們取了兩組的母親，兩組所生的小孩數目基本上是一樣；差別是：第一組的母親懷最後一胎的年齡是 45 歲，第二組的母親懷最後一胎的年齡則是 35 歲；由於母子連體的時間可以長達 100 天，然後假設：母親的血液和胎兒的血液可以完整的混合。

　　雖然兩組母親的年齡並不一樣，但是胎兒的年齡一樣都是 1 歲（正確來說應該是 6 到 9 個月），也就是說一組的懷孕異時共生是 45 歲跟 0 歲，另外一組則是 35 歲和 0 歲的異時共生，由於 45 歲跟 0 歲的差距比較大，所以合理的推測 45 歲的懷孕異時共生效果會比 35 歲的懷孕異時共生效果更好。

　　人口壽命的研究結果，結果顯示，懷最後一胎時年齡為 45 歲的母親，相較於懷最後一胎時年齡為 35 歲的母親，前者活到 80 歲的機率會比後者活到 80 歲的機率高了 50%【圖 087】，這個研究被認為是異時共生能夠逆轉老化與延長壽命的第三級人體臨床實驗結果，足夠成為抗衰老醫師執行異時共生的治療準則。

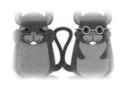

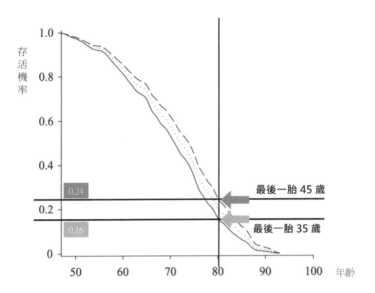

圖 087：人口壽命的研究結果顯示，孕婦懷最後一胎的年齡是 45 歲，比懷最後一胎的年齡為 35 歲的孕婦，活到 80 歲的機率高了 50%，這個研究被認為是異時共生能夠逆轉老化與延長壽命的終極證據。

　　一般而言，全世界各國女性的平均壽命都比男性長 10%左右，由於女性自青春期起到更年期開始期間，每個月必須經歷月經的排毒，加上大多會有懷孕異時共生的助益，因此造成全世界女性都比男性長壽的有趣現象 。

37.多元化異時共生逆轉老化的未來

　　異時共生是目前唯一一個可以快速逆轉老化的方法，它能夠有效的提升客戶的腦力肌力和免疫力，也能減少身體的慢性發炎及胰島素阻抗，除了降低三高及改善腎功能之外，更可以預防癌症的復發和轉移。

　　異時共生有很多種版本。最天然的方法就是懷孕。藉由在懷孕期間共用胎兒的血液，母親體內的器官可以得到逆轉老化的效果。母親的年齡越高逆轉老化的效果越明確，可惜嬰兒必需付出相同的代價，導致出生後的健康問題比較多。

　　藉由手術來讓老少兩隻動物共用血液循環系統，進而逆轉老化器官功能的連體異時共生，則是由一九一二年的諾貝爾獎得主芝加哥大學的卡雷爾博士所提出。這個方法也是目前被研究最徹底的方法，可惜在臨床上並不容易執行。

　　100 年來世界各地科學家和醫生都想要利用卡雷爾的連體異時共生方法，來逆轉老化的人體器官功能；經歷了許許多多的波折，終於在 21 世紀初中有了幾個臨床上可行的解決方案；例如：透過靜脈排除血中毒素，再補充年輕血液中特有蛋白質的全靜脈異時共生，可以改善體內器官的老化狀態，或者經由臉部的皮膚來導入幹細胞分泌物

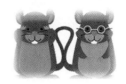

的經皮異時共生，可以改善臉部皮膚及毛囊；不但都已經進入臨床，市場的接受度也越來越高。

中國道教在千年前提出的採陰補陽，其實也是異時共生的一種。這種透過男女性器官的黏膜來交換體液的方式雖然有悠久的歷史，但是就像經皮異時共生一樣受限於吸收的效益，全身性的黏膜抗衰老的效果仍有待未來的臨床實驗來驗證。

類似異時共生療程中所使用的血漿療法在醫學界上還有許多，比如採用得過新冠肺炎患者的血清作為重症新冠肺炎病人的抗體來源（即所謂的恢復期血漿療法），或者利用運動員的血漿來增加新陳代謝（運動血漿減肥療法）等等不一而足。這些好似天方夜譚的科技公司，近年來已經得到許多創投的資助，在歐美及日本都有類似的療程進入臨床實驗的第一期和第二期，未來的發展應該指日可待。

最後，至 2019 年起，也有生物科技公司開始研究利用體外異時共生來逆轉老化器官功能的技術。這些技術原本用來提高器官移植時捐贈者器官的良率，有希望在不久的將來，可替代傳統器官移植的需求，大幅增進人類的健康及福祉！

38.參考文獻

- Abdul Halim Abdul Jalil. (2017) Hope For Untreatable Medical Disorders with Live Cell Therapy. Matador Press. ASIN : B072JYS36H
- Advances in Recombinant Human Growth Hormone Replacement Therapy in Adults. https://pituitary.mgh.harvard.edu/e-f-944.htm. Neuroendocrine and Pituitary Tumor Clinical Center, Harvard Medical School
- Ahmed, A. S., Sheng, M. H., Wasnik, S., Baylink, D. J., & Lau, K. W. (2017) . Effect of aging on stem cells. World Journal of Experimental Medicine, 7 (1) , 1–10. https://doi.org/10.5493/wjem.v7.i1.1
- Akhtar A. (2015) . The flaws and human harms of animal experimentation. Cambridge quarterly of healthcare ethics : CQ : the international journal of healthcare ethics committees, 24 (4) , 407–419. https://doi.org/10.1017/S0963180115000079
- Belikov A. V. (2019) . Age-related diseases as vicious cycles. Ageing research reviews, 49, 11–26. https://doi.org/10.1016/j.arr.2018.11.002

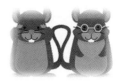

- Benveniste G. L. (2013) . Alexis Carrel: the good, the bad, the ugly. ANZ journal of surgery, 83 (9) , 609–611. https://doi.org/10.1111/ans.12167
- Bhattacharjee, R. N.. (2019) Subnormothermic Oxygenated Perfusion Optimally Preserves Donor Kidneys Ex Vivo Published:May 21, 2019DOI:https://doi.org/10.1016/j.ekir.2019.05.013
- Bianconi, E., Piovesan, A., Facchin, F., Beraudi, A., Casadei, R., Frabetti, F., Vitale, L., Pelleri, M. C., Tassani, S., Piva, F., Perez-Amodio, S., Strippoli, P., & Canaider, S. (2013) . An estimation of the number of cells in the human body. Annals of human biology, 40 (6) , 463–471
- Block, T. J., Marinkovic, M., Tran, O. N., Gonzalez, A. O., Marshall, A., Dean, D. D., & Chen, X. D. (2017) . Restoring the quantity and quality of elderly human mesenchymal stem cells for autologous cell-based therapies. Stem cell research & therapy, 8 (1) , 239. https://doi.org/10.1186/s13287-017-0688-x
- Boada, M., López, O., Núñez, L., Szczepiorkowski, Z. M., Torres, M., Grifols, C., & Páez, A. (2019) . Plasma exchange for Alzheimer's disease Management by Albumin Replacement (AMBAR) trial: Study design and progress. Alzheimer's & dementia (New York, N. Y.) , 5, 61–69. https://doi.org/10.1016/j.trci.2019.01.001
- Burt, R. K., & Marmont, A. M., (2004) Stem Cell Therapy and

Auto-immune Diseases, CRC Press, ISBN-13:
978-1587060311

- Caplan, Arnold. (2017) 'The science behind adipose derived
  MSCs and their potential applications, Orthopaedics at the
  ROCKSTAR Kongress, London.
  https://www.youtube.com/watch？v=A4fX88LRuCg
- Caplan, A. (2017) Mesenchymal Stem Cells: Time to Change
  the Name! Stem Cell Translational Medicine 6:1445–1451,
  https://doi.org/10.1002/sctm.17-0051
- Carrel, A. (1912) Suture of Blood-Vessels and
  Transplantation of Organs, Nobel Lecture,
  https://www.nobelprize.org/prizes/medicine/1912/carrel/l
  ecture/
- Castellano J. M. (2019) . Blood-Based Therapies to Combat
  Aging. Gerontology, 65 (1) , 84-89.
  https://doi.org/10.1159/000492573
- Chaisinthop N., (2013) What is Fresh Cell Therapy, Center
  For Bionetworking.
  http://www.centreforbionetworking.org/wp-content/uplo
  ads/2013/12/What-is-Fresh-Cell-Therapy.pdf
- Choi E. W. (2009) . Adult stem cell therapy for autoimmune
  disease. International journal of stem cells, 2 (2) , 122–128.
  https://doi.org/10.15283/ijsc.2009.2.2.122
- Colangelo, D., Robbins, P., Nasto, L. A., Niedemhofer,, L.,
  Pola, E.. (2016) Heterochronic Parabiosis Approach: is it

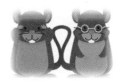

Possible to Interrupt the Aging Process of the Intervertebral Disc Degeneration？ An in vivo Experimental Study. Global Spine Journal DOI: 10.1055/s-0036-1582615

- Conboy, I. M., Conboy, M. J., Wagers, A. J., Girma, E. R., Weissman, I. L., & Rando, T. A. (2005). Rejuvenation of aged progenitor cells by exposure to a young systemic environment. Nature, 433 (7027), 760–764. https://doi.org/10.1038/nature03260

- Conboy, I. M., & Rando, T. A. (2012). Heterochronic parabiosis for the study of the effects of aging on stem cells and their niches. Cell cycle (Georgetown, Tex.), 11 (12), 2260–2267. https://doi.org/10.4161/cc.20437

- Conboy, M. J., Conboy, I. M., & Rando, T. A. (2013). Heterochronic parabiosis: historical perspective and methodological considerations for studies of aging and longevity. Aging cell, 12 (3), 525–530. https://doi.org/10.1111/acel.12065

- Conese, M., Carbone, A., Beccia, E., & Angiolillo, A. (2017). The Fountain of Youth: A Tale of Parabiosis, Stem Cells, and Rejuvenation. Open medicine (Warsaw, Poland), 12, 376–383. https://doi.org/10.1515/med-2017-0053

- Corbyn, Z. (2020) Could young blood stop us getting old？ https://www.theguardian.com/society/2020/feb/02/could-young-blood-stop-us-getting-old-transfusions-experiments

-mice-plasma, The Guardian

- Cox, D. (2019) The new growth in hair loss research. The Guardian. https://www.theguardian.com/lifeandstyle/2019/sep/07/new-hair-loss-research-balding-medical-treatments

- Cunningham, C. J., Redondo-Castro, E., & Allan, S. M. (2018) . The therapeutic potential of the mesenchymal stem cell secretome in ischaemic stroke. Journal of cerebral blood flow and metabolism : official journal of the International Society of Cerebral Blood Flow and Metabolism, 38 (8) , 1276–1292. https://doi.org/10.1177/0271678X18776802

- De Cabo, R., & Mattson, M. P. (2019) . Effects of Intermittent Fasting on Health, Aging, and Disease. The New England Journal of medicine, 381 (26) , 2541–2551. https://doi.org/10.1056/NEJMra1905136

- De Witte, S., Merino, A. M., Franquesa, M., Strini, T., van Zoggel, J., Korevaar, S. S., Luk, F., Gargesha, M., O'Flynn, L., Roy, D., Elliman, S. J., Newsome, P. N., Baan, C. C., & Hoogduijn, M. J. (2017) . Cytokine treatment optimises the immunotherapeutic effects of umbilical cord-derived MSC for treatment of inflammatory liver disease. Stem cell research & therapy, 8 (1) , 140. https://doi.org/10.1186/s13287-017-0590-6

- Díez, J. J., Sangiao-Alvarellos, S., & Cordido, F. (2018) .

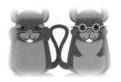

Treatment with Growth Hormone for Adults with Growth Hormone Deficiency Syndrome: Benefits and Risks. International journal of molecular sciences, 19 (3) , 893. https://doi.org/10.3390/ijms19030893

- Dinh, P. C., Paudel, D., Brochu, H., Popowski, K. D., Gracieux, M. C., Cores, J., Huang, K., Hensley, M. T., Harrell, E., Vandergriff, A. C., George, A. K., Barrio, R. T., Hu, S., Allen, T. A., Blackburn, K., Caranasos, T. G., Peng, X., Schnabel, L. V., Adler, K. B., Lobo, L. J., Cheng, K. (2020) . Inhalation of lung spheroid cell secretome and exosomes promotes lung repair in pulmonary fibrosis. Nature communications, 11 (1) , 1064. https://doi.org/10.1038/s41467-020-14344-7
- Doidge, N., (2015) The Brain's Way of Healing, Viking Penguin
- Dufner-Almeida, L. G., Cruz, D., Mingroni Netto, R. C., Batissoco, A. C., Oiticica, J., & Salazar-Silva, R. (2019) . Stem-cell therapy for hearing loss: are we there yet ? Brazilian journal of otorhinolaryngology, 85 (4) , 520–529. https://doi.org/10.1016/j.bjorl.2019.04.006
- Epifanova, M. V., Gvasalia, B. R., Durashov, M. A., Artenmenko, S. A.. (2020) Platelet-Rich Plasma Therapy for Male Sexual Dysfunction: Myth or Reality ? Sex Med Rev 8:106-113., https://doi.org/10.1016/j.sxmr.2019.02.002
- Falick Michaeli, T., Bergman, Y., & Gielchinsky, Y. (2015) . Rejuvenating effect of pregnancy on the mother. Fertility

and sterility, 103 (5) , 1125–1128.
https://doi.org/10.1016/j.fertnstert.2015.02.034
• Franceschi, C., Garagnani, P., Morsiani, C., Conte, M.,
Santoro, A., Grignolio, A., Monti, D., Capri, M., & Salvioli, S.
(2018) . The Continuum of Aging and Age-Related
Diseases: Common Mechanisms but Different Rates.
Frontiers in medicine, 5, 61.
https://doi.org/10.3389/fmed.2018.00061
• Gentile, P., Cole, J. P., Cole, M. A., Garcovich, S., Bielli, A.,
Scioli, M. G., Orlandi, A., Insalaco, C., & Cervelli, V. (2017) .
Evaluation of Not-Activated and Activated PRP in Hair Loss
Treatment: Role of Growth Factor and Cytokine
Concentrations Obtained by Different Collection Systems.
International journal of molecular sciences, 18 (2) , 408.
https://doi.org/10.3390/ijms18020408
• Gentile, P., Garcovich, S., Bielli, A., Scioli, M. G., Orlandi, A.,
& Cervelli, V. (2015) . The Effect of Platelet-Rich Plasma in
Hair Regrowth: A Randomized Placebo-Controlled Trial.
Stem cells translational medicine, 4 (11) , 1317–1323.
https://doi.org/10.5966/sctm.2015-0107
• Golpanian, S., DiFede, D. L., Khan, A., Schulman, I. H.,
Landin, A. M., Tompkins, B. A., Heldman, A. W., Miki, R.,
Goldstein, B. J., Mushtaq, M., Levis-Dusseau, S., Byrnes, J.
J., Lowery, M., Natsumeda, M., Delgado, C., Saltzman, R.,
Vidro-Casiano, M., Pujol, M. V., Da Fonseca, M., Oliva, A.

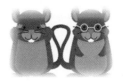

A., Jr, ... Hare, J. M. (2017) . Allogeneic Human Mesenchymal Stem Cell Infusions for Aging Frailty. The journals of gerontology. Series A, Biological sciences and medical sciences, 72 (11) , 1505–1512. https://doi.org/10.1093/gerona/glx056

• Gonzalez-Armenta, J. L., Mahapatra, G., Allison Amick, K., Li, N., Lu, B., & Molina, A. (2018) . Heterochronic Parabiosis : Old Blood Attenuates Mitochondrial Bioenergetics of Young Mice. Innovation in Aging, 2 (Suppl 1) , 558. https://doi.org/10.1093/geroni/igy023.2064

• Gowen, A., Shahjin, F., Chand, S., Odegaard, K. E., & Yelamanchili, S. V. (2020) . Mesenchymal Stem Cell-Derived Extracellular Vesicles: Challenges in Clinical Applications. Frontiers in cell and developmental biology, 8, 149. https://doi.org/10.3389/fcell.2020.00149

• Guenthart, B. A., O'Neill, J. D., Kim, J., Queen, D., Chicotka, S., Fung, K., Simpson, M., Donocoff, R., Salna, M., Marboe, C. C., Cunningham, K., Halligan, S. P., Wobma, H. M., Hozain, A. E., Romanov, A., Vunjak-Novakovic, G., & Bacchetta, M. (2019) . Regeneration of severely damaged lungs using an interventional cross-circulation platform. Nature communications, 10 (1) , 1985. https://doi.org/10.1038/s41467-019-09908-1

• Hans-Georg Müller, Jeng-Min Chiou, James R. Carey, Jane-Ling Wang, Fertility and Life Span: Late Children

Enhance Female Longevity, The Journals of Gerontology: Series A, Volume 57, Issue 5, 1 May 2002, Pages B202–B206, https://doi.org/10.1093/gerona/57.5.B202

• Hansen, M., Rubinsztein, D.C. & Walker, D.W. Autophagy as a promoter of longevity: insights from model organisms. Nat Rev Mol Cell Biol 19, 579–593 (2018) . https://doi.org/10.1038/s41580-018-0033-y Harding, A.. (2014) More compounds failing phase I. The Scientist. https://www.the-scientist.com/news-analysis/more-compounds-failing-phase-i-49707

• Hare, J.. (2011) Clinical Research Protocol :A Phase I/II, Randomized Pilot Study of the Comparative Safety and Efficacy of Trans-endocardial Injection of Autologous Mesenchymal Stem Cells Versus Allogeneic Mesenchymal Stem Cells in Patients With Chronic Ischemic Left Ventricular Dysfunction Secondary to Myocardial Infarction.

• Hare, J. M., DiFede, D. L., Rieger, A. C., Florea, V., Landin, A. M., El-Khorazaty, J., Khan, A., Mushtaq, M., Lowery, M. H., Byrnes, J. J., Hendel, R. C., Cohen, M. G., Alfonso, C. E., Valasaki, K., Pujol, M. V., Golpanian, S., Ghersin, E., Fishman, J. E., Pattany, P., Gomes, S. A., Heldman, A. W. (2017) . Randomized Comparison of Allogeneic Versus Autologous Mesenchymal Stem Cells for Nonischemic Dilated Cardiomyopathy: POSEIDON-DCM Trial. Journal of

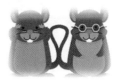

the American College of Cardiology, 69 (5) , 526–537. https://doi.org/10.1016/j.jacc.2016.11.009

• Harris, J. P. (2018) Regenerating Hair Cells to Treat Hearing Loss, https://www.youtube.com/watch ? v=cZd-Rg-7xzE

• Haney, N. M., Gabrielson, A., Kohn, T. P., & Hellstrom, W. (2019) . The Use of Stromal Vascular Fraction in the Treatment of Male Sexual Dysfunction: A Review of Preclinical and Clinical Studies. Sexual medicine reviews, 7 (2) , 313–320. https://doi.org/10.1016/j.sxmr.2018.04.001

• Hass, R., Kasper, C., Böhm, S., & Jacobs, R. (2011) . Different populations and sources of human mesenchymal stem cells (MSC) : A comparison of adult and neonatal tissue-derived MSC. Cell communication and signaling : CCS, 9, 12. https://doi.org/10.1186/1478-811X-9-12

• Heron, M. (2017) Deaths: Leading Causes for 2017. National Vital Statistics Reports 68, 6. https://www.cdc.gov/nchs/data/nvsr/nvsr68/nvsr68_06-5 08.pdf

• Hong, P., Yang, H., Wu, Y., Li, K., & Tang, Z. (2019) . The functions and clinical application potential of exosomes derived from adipose mesenchymal stem cells: a comprehensive review. Stem cell research & therapy, 10 (1) , 242. https://doi.org/10.1186/s13287-019-1358-y

• Horwitz, E. M., Prockop, D. J., Fitzpatrick, L. A., Koo, W. W., Gordon, P. L., Neel, M., Sussman, M., Orchard, P., Marx, J.

C., Pyeritz, R. E., & Brenner, M. K. (1999) . Transplantability and therapeutic effects of bone marrow-derived mesenchymal cells in children with osteogenesis imperfecta. Nature medicine, 5 (3) , 309-313. https://doi.org/10.1038/6529

- Horwitz, E. M., & Dominici, M. (2008) . How do mesenchymal stromal cells exert their therapeutic benefit？. Cytotherapy, 10 (8) , 771-774. https://doi.org/10.1080/14653240802618085
- Kadry, M. H. (2018) Autologous Adipose Derived Stem Cell versus Platelet Rich Plasma Injection in the Treatment of Androgentic Alopecia: Efficacy, Side Effects and Safety. J Clin. Exp. Dermatol. Res. 9:3
- Kassis, I., Zangi, L., Rivkin, R., Levdansky, L., Samuel, S., Marx, G., & Gorodetsky, R. (2006) . Isolation of mesenchymal stem cells from G-CSF-mobilized human peripheral blood using fibrin microbeads. Bone marrow transplantation, 37 (10) , 967–976. https://doi.org/10.1038/sj.bmt.1705358
- Kieb, M., Sander, F., Prinz, C., Adam, S., Mau-Möller, A., Bader, R., Peters, K., & Tischer, T. (2017) . Platelet-Rich Plasma Powder: A New Preparation Method for the Standardization of Growth Factor Concentrations. The American journal of sports medicine, 45 (4) , 954–960. https://doi.org/10.1177/0363546516674475

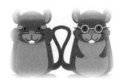

- Kim, H. O., Kim, H. S., Youn, J. C., Shin, E. C., & Park, S. (2011) . Serum cytokine profiles in healthy young and elderly population assessed using multiplexed bead-based immunoassays. Journal of translational medicine, 9, 113. https://doi.org/10.1186/1479-5876-9-113
- Kiprov D. (2013) . Intermittent heterochronic plasma exchange as a modality for delaying cellular senescence-a hypothesis. Journal of clinical apheresis, 28 (6) , 387–389. https://doi.org/10.1002/jca.21286
- Lee, R. C., River, L. P., Pan, F. S., Ji, L., & Wollmann, R. L. (1992) . Surfactant-induced sealing of electropermeabilized skeletal muscle membranes in vivo. Proceedings of the National Academy of Sciences of the United States of America, 89 (10) , 4524–4528. https://doi.org/10.1073/pnas.89.10.4524
- Lehallier, B., Gate, D., Schaum, N., Nanasi, T., Lee, S. E., Yousef, H., Moran Losada, P., Berdnik, D., Keller, A., Verghese, J., Sathyan, S., Franceschi, C., Milman, S., Barzilai, N., & Wyss-Coray, T. (2019) . Undulating changes in human plasma proteome profiles across the lifespan. Nature medicine, 25 (12) , 1843–1850. https://doi.org/10.1038/s41591-019-0673-2
- Leibacher, J., & Henschler, R. (2016) . Biodistribution, migration and homing of systemically applied mesenchymal stem/stromal cells. Stem cell research &

therapy, 7, 7. https://doi.org/10.1186/s13287-015-0271-2

• Liu, S.T.H., Lin, H., Baine, I. et al. (2020) Convalescent plasma treatment of severe COVID-19: a propensity score–matched control study. Nat Med . https://doi.org/10.1038/s41591-020-1088-9

• Loffredo, F. S., Steinhauser, M. L., Jay, S. M., Gannon, J., Pancoast, J. R., Yalamanchi, P., Sinha, M., Dall'Osso, C., Khong, D., Shadrach, J. L., Miller, C. M., Singer, B. S., Stewart, A., Psychogios, N., Gerszten, R. E., Hartigan, A. J., Kim, M. J., Serwold, T., Wagers, A. J., & Lee, R. T. (2013) . Growth differentiation factor 11 is a circulating factor that reverses age-related cardiac hypertrophy. Cell, 153 (4) , 828–839. https://doi.org/10.1016/j.cell.2013.04.015

• Mahmoudi, S., Xu, L., & Brunet, A. (2019) . Turning back time with emerging rejuvenation strategies. Nature cell biology, 21 (1) , 32–43. https://doi.org/10.1038/s41556-018-0206-0

• Malchesky P. S. (2018) . Aging, Disease, and Therapeutic Apheresis. Therapeutic Apheresis and Dialysis : Official Peer-Review Journal of the International Society for Apheresis, the Japanese Society for Apheresis, the Japanese Society for Dialysis Therapy, 22 (4) , 312-316. https://doi.org/10.1111/1744-9987.12706

• Manzelou J. (2016) Menopause Reversal Restore Periods and produces fertile eggs.

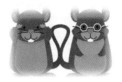

https://www.newscientist.com/article/mg23130833-100-menopause-reversal-restores-periods-and-produces-fertile-eggs/, New Scientist.

- Marshak, D. R., Gardner, R. L., D. Gottlieb. (2001) Stem Cell Biology. Cold Spring Harbor Laboratory Press.
- Maxmen A., (2017) Questionable "Young Blood" Transfusions Offered in U.S. as Anti-Aging Remedy. https://www.technologyreview.com/s/603242/questionable-young-blood-transfusions-offered-in-us-as-anti-aging-remedy/. MIT Technology Review.
- Medina, M. A., 3rd, Nguyen, J. T., Kirkham, J. C., Lee, J. H., McCormack, M. C., Randolph, M. A., & Austen, W. G., Jr (2011) . Polymer therapy: a novel treatment to improve fat graft viability.Plastic and reconstructive surgery, 127 (6) , 2270–2282. https://doi.org/10.1097/PRS.0b013e3182139fc1
- Middeldorp, J., Lehallier, B., Villeda, S. A., Miedema, S. S., Evans, E., Czirr, E., Zhang, H., Luo, J., Stan, T., Mosher, K. I., Masliah, E., & Wyss-Coray, T. (2016) . Preclinical Assessment of Young Blood Plasma for Alzheimer Disease. JAMA neurology, 73 (11) , 1325–1333. https://doi.org/10.1001/jamaneurol.2016.3185
- Milo, R., Phillips, R.. (2015) Cell Biology by the numbers. Garland Science.
- Miyamoto, H., Nosé, Y.. (2010) Can an Apheresis Therapy

become an Effective Method for Anti-aging Medicine？
Anti-Aging Medicine 7 (9) : 100–106.
https://www.jstage.jst.go.jp/article/jaam/7/9/7_9_100/_a
rticle

- Murphy, M., Moncivais, K. & Caplan, A. Mesenchymal stem cells: environmentally responsive therapeutics for regenerative medicine. Exp Mol Med 45, e54 (2013) . https://doi.org/10.1038/emm.2013.94
- Nakayama S, Kodama K, Oguchi K. (1989) [A comparative study of human placenta hydrolysate (Laennec) by intravenous or subcutaneous injection on liver regeneration after partial hepatectomy in normal and CCl4-induced cirrhosis rats]. Nihon Yakurigaku Zasshi. Nov;94 (5) :289-97. Japanese. doi: 10.1254/fpj.94.289. PMID: 2613108
- Narbonne P. (2018) . The effect of age on stem cell function and utility for therapy. Cell medicine, 10, 2155179018773756. https://doi.org/10.1177/2155179018773756
- Oliva, AA, McClain-Moss, L, Pena, A, Drouillard, A, Hare, JM. Allogeneic mesenchymal stem cell therapy: A regenerative medicine approach to geroscience. Aging Med. 2019; 2: 142– 146. https://doi.org/10.1002/agm2.12079
- Ouryazdanpanah, N., Dabiri, S., Derakhshani, A., Vahidi, R., & Farsinejad, A. (2018) . Peripheral Blood-Derived

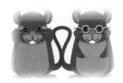

Mesenchymal Stem Cells: Growth Factor-Free Isolation, Molecular Characterization and Differentiation. Iranian journal of pathology, 13 (4) , 461-466

- Palm, W., Park, Y., Wright, K., Pavlova, N. N., Tuveson, D. A., & Thompson, C. B. (2015) . The Utilization of Extracellular Proteins as Nutrients Is Suppressed by mTORC1. Cell, 162 (2) , 259–270. https://doi.org/10.1016/j.cell.2015.06.017
- Pan, F. S., Stephen Chen; Robert A. Mintzer; Chin-Tu Chen; Paul Schumacker (1990) Studies of yeast cell oxygenation and energetics by laser fluorometry of reducednicotinamide adenine dinucleotide. SPIE Proceedings Vol. 1396: Applications of Optical Engineering: Proceedings of OE/Midwest '90 Rudolph P. Guzik; Hans E. Eppinger; Richard E. Gillespie; Mary Kathryn Dubiel; James E. Pearson, Editor (s)
- Pan, F. S. (2019) Fountain of Youth, University of Chicago Alumni Event. https://www.uchicago.cn/events/alumni-event-fountain-of -youth/
- Pan, F. S. (2020) Advances in Facial Rejuvenation Technologies. Keynote, Annual Conference, International Federation of Facial Plastic Surgery Societies. https://www.iffpss2020.org/Speaker
- Peggy A. Lockhart, Peter Martin, Mary Ann Johnson, Elizabeth Shirtcliff, Leonard W. Poon, The Relationship of

Fertility, Lifestyle, and Longevity Among Women, The Journals of Gerontology: Series A, Volume 72, Issue 6, 1 June 2017, Pages 754–759, https://doi.org/10.1093/gerona/glw158

• Phinney, D. G., & Pittenger, M. F. (2017) . Concise Review: MSC-Derived Exosomes for Cell-Free Therapy. Stem cells (Dayton, Ohio) , 35 (4) , 851–858. https://doi.org/10.1002/stem.2575

• Pittenger, M. F., Discher, D. E., Péault, B. M., Phinney, D. G., Hare, J. M., & Caplan, A. I. (2019) . Mesenchymal stem cell perspective: cell biology to clinical progress. NPJ Regenerative medicine, 4, 22. https://doi.org/10.1038/s41536-019-0083-6

• Powell K. (2009) . Irina Conboy: making the old feel young again. Interview by Kendall Powell. The Journal of cell biology, 187 (1) , 4–5. https://doi.org/10.1083/jcb.1871pi

• Rando T. A. (2006) . Stem cells, ageing and the quest for immortality. Nature, 441 (7097) , 1080–1086. https://doi.org/10.1038/nature04958

• Rea, I. M., Gibson, D. S., McGilligan, V., McNerlan, S. E., Alexander, H. D., & Ross, O. A. (2018) . Age and Age-Related Diseases: Role of Inflammation Triggers and Cytokines. Frontiers in immunology, 9, 586. https://doi.org/10.3389/fimmu.2018.00586

• Rebo, J., Mehdipour, M., Gathwala, R., Causey, K., Liu, Y.,

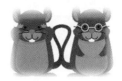

Conboy, M. J., & Conboy, I. M. (2016) . A single heterochronic blood exchange reveals rapid inhibition of multiple tissues by old blood. Nature communications, 7, 13363. https://doi.org/10.1038/ncomms13363

- Reedy, Brian K. M.D.; Pan, Fushih M.D., Ph.D.; Kim, Won Seok M.D.; Gannon, Francis H. M.D.; Krasinskas, Alyssa M.D.; Bartlett, Scott P. M.D. Properties of Coralline Hydroxyapatite and Expanded Polytetrafluoroethylene Membrane in the Immature Craniofacial Skeleton, Plastic and Reconstructive Surgery: January 1999 - Volume 103 - Issue 1 - p 20-26

- Reedy, Brian K. M.D.; Pan, Fushih M.D., Ph.D.; Kim, Won Seok M.D.; Bartlett, Scott P. M.D. The Direct Effect of Intraorbital Pressure on Orbital Growth in the Anophthalmic Piglet, Plastic and Reconstructive Surgery: September 1999 - Volume 104 - Issue 3 - p 713-718

- Rudman, D., Feller, A. G., Nagraj, H. S., Gergans, G. A., Lalitha, P. Y., Goldberg, A. F., Schlenker, R. A., Cohn, L., Rudman, I. W., & Mattson, D. E. (1990) . Effects of human growth hormone in men over 60 years old. The New England journal of medicine, 323 (1) , 1–6. https://doi.org/10.1056/NEJM199007053230101

- Schulman, I. H., Balkan, W., & Hare, J. M. (2018) . Mesenchymal Stem Cell Therapy for Aging Frailty. Frontiers in nutrition, 5, 108.

https://doi.org/10.3389/fnut.2018.00108

• Scott, S., Roberts, M., & Chung, E. (2019) . Platelet-Rich Plasma and Treatment of Erectile Dysfunction: Critical Review of Literature and Global Trends in Platelet-Rich Plasma Clinics. Sexual medicine reviews, 7 (2) , 306–312. https://doi.org/10.1016/j.sxmr.2018.12.006

• Scudellari M. (2015) . Ageing research: Blood to blood. Nature, 517 (7535) , 426–429. https://doi.org/10.1038/517426a

• Sha, S. J., Deutsch, G. K., Tian, L., Richardson, K., Coburn, M., Gaudioso, J. L., Marcal, T., Solomon, E., Boumis, A., Bet, A., Mennes, M., van Oort, E., Beckmann, C. F., Braithwaite, S. Jackson, S., Nikolich, K., Stephens, D., Kerchner, G. A., & Wyss-Coray, T. (2019) . Safety, Tolerability, and Feasibility of Young Plasma Infusion in the Plasma for Alzheimer Symptom Amelioration Study: A Randomized Clinical Trial. JAMA neurology, 76 (1) , 35–40. https://doi.org/10.1001/jamaneurol.2018.3288

• Sharma, V. K., Bhari, N., Patra, S., & Parihar, A. S. (2019) . Platelet-Rich Plasma Therapy for Androgenetic Alopecia. Indian journal of dermatology, 64 (5) , 417-419. https://doi.org/10.4103/ijd.IJD_363_17

• Smith, S. (2016) 10 Common Eldly Health Issues, Vital Record. Texas A&M Publication. https://vitalrecord.tamhsc.edu/10-common-elderly-health

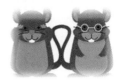

-issues/

- Stevens, J., & Khetarpal, S. (2018) . Platelet-rich plasma for androgenetic alopecia: A review of the literature and proposed treatment protocol. International journal of women's dermatology, 5 (1) , 46–51. https://doi.org/10.1016/j.ijwd.2018.08.004

- Stowe, R. P., Peek, M. K., Cutchin, M. P., & Goodwin, J. S. (2010) . Plasma cytokine levels in a population-based study: relation to age and ethnicity. The journals of gerontology. Series A, Biological sciences and medical sciences, 65 (4) , 429-433. https://doi.org/10.1093/gerona/glp198.

- Sun, Y., Shi, H., Yin, S., Ji, C., Zhang, X., Zhang, B., Wu, P., Shi, Y., Mao, F., Yan, Y., Xu, W., & Qian, H. (2018) . Human Mesenchymal Stem Cell Derived Exosomes Alleviate Type 2 Diabetes Mellitus by Reversing Peripheral Insulin Resistance and Relieving β -Cell Destruction. ACS nano, 12 (8) , 7613–7628. https://doi.org/10.1021/acsnano.7b07643

- Taubes G. (2009) . Insulin resistance. Prosperity's plague. Science (New York, N.Y.) , 325 (5938) , 256–260. https://doi.org/10.1126/science.325_256

- Tavakol, S., Ashrafizadeh, M., Deng, S., Azarian, M., Abdoli, A., Motavaf, M., Poormoghadam, D., Khanbabaei, H., Afshar, E. G., Mandegary, A., Pardakhty, A., Yap, C. T.,

Mohammadinejad, R., & Kumar, A. P. (2019) . Autophagy Modulators: Mechanistic Aspects and Drug Delivery Systems. Biomolecules, 9 (10) , 530. https://doi.org/10.3390/biom9100530

· Tompkins, B. A., DiFede, D. L., Khan, A., Landin, A. M., Schulman, I. H., Pujol, M. V., Heldman, A. W., Miki, R., Goldschmidt-Clermont, P. J., Goldstein, B. J., Mushtaq, M., Levis-Dusseau, S., Byrnes, J. J., Lowery, M., Natsumeda, M., Delgado, C., Saltzman, R., Vidro-Casiano, M., Da Fonseca, M., Golpanian, S., Hare, J. M. (2017) . Allogeneic Mesenchymal Stem Cells Ameliorate Aging Frailty: A Phase II Randomized, Double-Blind, Placebo-Controlled Clinical Trial. The journals of gerontology. Series A, Biological sciences and medical sciences, 72 (11) , 1513–1522. https://doi.org/10.1093/gerona/glx137

· Tsoucalas, G. (2018) Dr Paul Niehans (1882-1971) : Cell Therapy, the Secret of Life or a Life-Risking Trend？ Archives of the Balkan Medical Union Vol. 53, Supplement 1

· Tyagil, B. P. S., & Rout, M., (2019) , Platelet Rich Plasma (PRP) : A Revolutionary Treatment of Sensorineural Hearing Loss, Acta Scientific Otolaryngology 1.4 : 02-05.

· Ullah, M., Ng, N. N., Concepcion, W., & Thakor, A. S. (2020) . Emerging Role of Stem Cell-Derived Extracellular microRNAs in Age-Associated Human Diseases and in

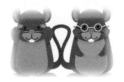

Different Therapies of Longevity. Ageing Research Reviews, 57, 100979. https://doi.org/10.1016/j.arr.2019.100979

- Van Velthoven, C. & Rando, T. A. (2019) . Stem Cell Quiescence: Dynamism, Restraint, and Cellular Idling. Cell stem cell, 24 (2) , 213–225. https://doi.org/10.1016/j.stem. 2019.01.001

- Vrselja, Z., Daniele, S. G., Silbereis, J., Talpo, F., Morozov, Y. M., Sousa, A., Tanaka, B. S., Skarica, M., Pletikos, M., Kaur, N., Zhuang, Z. W., Liu, Z., Alkawadri, R., Sinusas, A. J., Latham, S. R., Waxman, S. G., & Sestan, N. (2019) . Restoration of brain circulation and cellular functions hours post-mortem. Nature, 568 (7752) , 336–343. https://doi.org/10.1038/s41586-019-1099-1

- Weyand, C. M., Goronzy, J. J. (2016) . Aging of the Immune System. Mechanisms and Therapeutic Targets. Annals of the American Thoracic Society, 13 Suppl 5 (Suppl 5) , S422– S428. https://doi.org/10.1513/AnnalsATS.201602-095AW

- Whitmen, H. (2017) Erectile dysfunction: Stem cell therapy restores sexual function in phase I trial. https://www.medicalnewstoday.com/articles/316555

- WuxiApptech (2018) Rejuvenation: The Role of Plasma Proteins in Counterbalancing Aging. https://wxpress.wuxiapptec.com/rejuvenation-role-plasma -proteins-counterbalancing-aging/

- Xu, L. L., Li, G. (2014) Circulating mesenchymal stem cells and their clinical implications, Journal of Orthopaedic Translation 2, 1e7

• Zang, L., Hao, H., Liu, J., Li, Y., Han, W., & Mu, Y. (2017) . Mesenchymal stem cell therapy in type 2 diabetes mellitus. Diabetology & metabolic syndrome, 9, 36. https://doi.org/10.1186/s13098-017-0233-1

• Zuk PA, Zhu M, Ashjian P, De Ugarte DA, Huang JI, Mizuno H, Alfonso ZC, Fraser JK, Benhaim P, Hedrick MH. (2002) Human adipose tissue is a source of multipotent stem cells. Mol Biol Cell. Dec;13 (12) :4279-95. doi: 10.1091/mbc.e02-02-0105. PMID: 12475952; PMCID: PMC138633.

國家圖書館出版品預行編目資料

異時共生：抗老血漿置換術／潘扶適著. --初
版.--臺中市：白象文化事業有限公司，2021.5
　　面；　公分
ISBN 978-986-5559-46-5（平裝）
1. 血清療法 2. 老化
418.29　　　　　　　　　109018462

異時共生
抗老血漿置換術

作　　　者	潘扶適	
譯　　　者	劉若蘭	
校　　　對	潘扶適	
企　　　劃	孫育仁	
專案主編	林榮威	
出版編印	林榮威、陳逸儒、黃麗穎	
設計創意	張禮南、何佳諠	
經銷推廣	李莉吟、莊博亞、劉育姍、王堉瑞	
經紀企劃	張輝潭、洪怡欣、徐錦淳、黃姿虹	
營運管理	林金郎、曾千熏	
發 行 人	張輝潭	

出版發行　白象文化事業有限公司
　　　　　412台中市大里區科技路1號8樓之2（台中軟體園區）
　　　　　出版專線：（04）2496-5995　　傳真：（04）2496-9901
　　　　　401台中市東區和平街228巷44號（經銷部）
　　　　　購書專線：（04）2220-8589　　傳真：（04）2220-8505
印　　刷　基盛印刷工場
初版一刷　2021 年 5 月
二版一刷　2021 年 6 月
定　　價　500 元

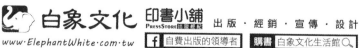

白象文化　印書小舖　PRESS STORE 出版聯盟　出版 · 經銷 · 宣傳 · 設計
www·ElephantWhite·com·tw　f 自費出版的領導者　購書 白象文化生活館